Die Gabe des bewussten Körpers – Authentic Movement als Weg

Janet Adler

Die Gabe des bewussten Körpers

Authentic Movement als Weg

Janet Adler

FSC
www.fsc.org
MIX
Papier aus verantwortungsvollen Quellen
Paper from responsible sources
FSC® C105338

Aus dem Amerikanischen von Irmgard Halstrup

Bibliografische Information der Deutschen Nationalbibliothek:
Die Deutsche Nationalbibliothek verzeichnet diese Publikation in der Deutschen Nationalbibliografie; detaillierte bibliografische Daten sind im Internet über dnb.d-nb.de abrufbar.

Titel der amerikanischen Originalausgabe:
Offering from the Conscious Body. The Discipline of Authentic Movement

Published by Arrangement with INNER TRADITIONS INTERNATIONAL LTD., Rochester, VT, USA

Dieses Werk wurde vermittelt durch die Literarische Agentur Thomas Schlück GmbH, Garbsen

Herstellung und Verlag: BoD – Books on Demand
Umschlaggestaltung: Maren Rombold, Kleve
Satz: Judith Zimmer, Hamburg

ISBN: 978-3-8448-9427-1

Inhalt

Vorwort zur deutschen Übersetzung

Ich erinnere mich noch gut an meine Freude, als vor zehn Jahren das amerikanische Original dieses Buches veröffentlicht wurde und ich diesen Schatz sofort mit meinen engeren Kolleginnen geteilt habe. Heute ist es mir eine große Freude, dieses Buch mithilfe der Übersetzung noch weiteren Lesern zugänglich zu machen. Ich wünsche natürlich sehr, dass es dazu beiträgt, den Weg Authentic Movement mehr Menschen im deutschen Sprachraum nahezubringen und ein tieferes Verständnis davon zu vermitteln. Dieses Buch ist nach wie vor für alle, die sich für Authentic Movement interessieren oder damit arbeiten, von unerschöpflichem Wert und hat nichts von seiner Aktualität verloren, auch wenn sich die Arbeitsweise von Janet Adler in diesen letzten zehn Jahren weiter verfeinert und verändert hat.

Wie bei jeder Übertragung in die deutsche Sprache waren auch für dieses Buch viele Entscheidungen unumgänglich. Zwei wesentliche Bereiche sind davon betroffen: die Frage der männlichen oder weiblichen Sprachform und die Übersetzung der Schlüsselbegriffe.

Authentic Movement wurde von Frauen begründet und wird ganz überwiegend von Frauen praktiziert und weiterentwickelt. Wie in der Originalversion dieses Buches ist nur ein Kapitel in der uns geläufigen männlichen Sprachform gehalten, die anderen Kapitel sind in der weiblichen Form geschrieben. Dies habe ich auch für Begriffe beibehalten, die diesbezüglich neutral sind und beides umfassen. Hier nun meine Einladung an alle männlichen Leser, sich genauso angesprochen zu fühlen wie die weiblichen Leserinnen, auch wenn in diesem Buch meist die weibliche Sprachform benutzt wird – was im Deutschen sehr viel auffälliger ist als im Englischen.

Über den Gebrauch der Schlüsselbegriffe im Deutschen habe ich mich im Vorfeld der Übersetzung mit Kolleginnen ausgetauscht, die wie ich Authentic Movement seit sehr vielen Jahren praktizieren, unterrichten und meist auch von Janet Adler fortgebildet sind. Obwohl ich Janet Adler und ihre Arbeit seit über 17 Jahren persönlich kenne und die meisten der in diesem

Buch beschriebenen Entwicklungen dieses Weges miterlebt habe, waren direkte Gespräche mit ihr über manche Begrifflichkeiten sehr hilfreich und klärend. Bei der Entscheidung für die deutsche Version der Begriffe war mir neben den Aspekten der Klarheit, des Bedeutungshintergrunds im deutschen Sprachraum und der Praktikabilität besonders die Nähe zum Original wichtig.

Hier einige zentrale Begriffe in ihrer Originalform und der deutschen Entsprechung:

,*The inner witness*' wird in vielen Traditionen ,innerer Beobachter' oder ,innerer Zeuge' genannt, in ihrer voll entwickelten Form teilweise auch ,Zeugenbewusstsein': die Innere Zeugin.

,*The mover*' ist der- oder diejenige, die sich bewegt: die Sichbewegende.

,*The witness*' ist der- oder diejenige, die mit Achtsamkeit sieht, sie wird stellenweise im Unterschied zur Inneren Zeugin auch als äußere Zeugin bezeichnet: die Zeugin.

,*The moving witness*' ist eine Sichbewegende, die sich gleichzeitig mit einer anderen Sichbewegenden im Raum bewegt und beim Sprechen über ihre Erfahrungen, die sich auf die andere beziehen, zu deren Zeugin wird: die Sichbewegende-Zeugin.

,*Discernment*' ist eine Entscheidungsfindung, die nicht überwiegend durch Gedanken oder durch Gefühle bestimmt ist, sondern eher durch intuitives Wissen gelenkt wird: feinspüriges Abwägen.

,*The discipline of Authentic Movement*' ist Janet Adlers besondere Art der Arbeit mit Authentic Movement, der das Verständnis von Authentic Movement als einem mystischen Weg zugrunde liegt – einem spirituellen Übungsweg der Bewusstseinsentwicklung, der immer auch die Arbeit an der persönlichen Geschichte mit einschließt und dessen Herzstück die direkte Erfahrung ist: der Weg Authentic Movement.

Drei Sternchen *** kennzeichnen Abschnitte, in denen die praktische Arbeit anhand von Beispielen verdeutlicht wird. In den mit einem Sternchen * beginnenden Abschnitten folgen theoretisches Wissen und Reflektionen.

Dem wunderbar kreativen Sprachstil von Janet Adler mit den feinen Wortspielen und Wortneuschöpfungen konnte ich leider nur bedingt gerecht werden, hier empfehle ich wärmstens die Lektüre des Originals.

Die Zitate sind teilweise von mir übersetzt. Kleine, für die nächste Ausgabe des Originals vorgesehene Korrekturen der Autorin sind in dieser Übersetzung bereits berücksichtigt.

Ich danke von ganzem Herzen Uta Büchler, Coppelia Hays-Brandes, Fran Lavendel, Cornelia Schmitz und Katharina Weltz für ihre Unterstützung, ihr Engagement, ihre Geduld und ihre vielen Hinweise und Korrekturen sowie meinen Kolleginnen für die Diskussionen zu den Schlüsselbegriffen. Thank you, Janet, for your trust!

IRMGARD HALSTRUP,
im März 2012

Für meine Mutter
Posy Woolf Adler

meine erste Zeugin
mein erster Segen

Danksagungen

Ich spreche meinen Dank jeder Sichbewegenden und jeder Zeugin aus, die in meiner Gegenwart gearbeitet hat. Jede und jeder von Euch ist meine Lehrerin, mein Lehrer. Eure Arbeit ist das Mark dieses Buches. Die Erfahrungen der Menschen in diesem Buch entfalten sich aus einer Verbindung von Bewegungen und Worten, bei denen ich das Privileg hatte, sie zu sehen und zu hören, sowie aus meiner eigenen Erfahrung und meiner Vorstellung.

Ich bin dankbar für die Lehren in den mystischen Texten der jüdischen, buddhistischen und hinduistischen Traditionen. Ich bin dankbar für die Arbeit von William Condon und seine Entwicklung des Ansatzes der natürlichen Geschichte in der Erforschung nonverbaler Kommunikation, für die Arbeit von Marian Chace und ihr Vertrauen in das Leben des im Körper manifesten Geistes, für D. W. Winnicotts Konzept der „hinreichend guten Mutter", für Carl G. Jungs Entwicklung des Verständnisses vom persönlichen und kollektiven Unbewussten.

Julia Gombos, ich bin zutiefst dankbar für Deine Präsenz, für die Einzigartigkeit, mit der Du Dich der spezifischen Entwicklung dieses Weges in den vergangenen dreizehn Jahren gewidmet hast – anfangs als meine Schülerin, dann zu meiner Assistentin werdend und jetzt als meine Kollegin und Freundin. Ich danke Dir für Deine unendlich geduldige und beharrliche Aufmerksamkeit für jedes einzelne Wort beim Erstellen dieses Buches.

Das Schreiben dieses Buches und die Entwicklung dieses Weges sind zu etwas Untrennbarem geworden. Für die so wertvolle Unterstützung zu bestimmten Zeiten danke ich Euch: Elias Amidon, Linda Aaron-Cort, Joan Chodorow, Harriet Finkelstein, Lynn Fuller, Lizbeth Hamlin-Haims, Neala Haze, Barbara Holifield, David Mars, Andrea Olsen, Patrizia Pallaro, Karen Pando-Mars, Marsha Perlmutter-Kalina, Nora Riley, Karen Rosen, Fu Schroeder, Allegra Snyder, Sox Sperry, Tina Stromsted, Russell Sutter, Karen Truehart und Lisa Tsetse.

Für das Beitragen von vollständigen und bearbeiteten Texten geht meine Dankbarkeit an Jeanne Castle, Rusa Chiu, Carol Fields, Cheri Forrester, Annie Geissinger, Jesse Geller, Wendy Goulston, Susan Knutson, Gaye Lagana, Emma Linderman, Julie Miller, Kathee Miller, Shira Musicant, Roz Parenti, Noelle Poncelet, Maggie Tuteur und Joan Webb.

Für Eure aus ganzem Herzen verpflichtete Teilnahme am Übungsweg auch in letzter Zeit, und bei einigen für Eure Beiträge spezifischer Bewegungen oder Worte, danke ich Euch: Ellen Emmet, Forest Franken, Loren Olds und Soraia Jorge, Eleni Levidi, Caroline Heckman Liebman, Bill McCully. Ich danke Euch: Keren Abrams, Silvia Antonini, Marianne Bachmann, Janice Beard Bull, Amrita Carmichael Davidson, Dana Davis, Joan Davis, Susan DeGroat, Annie Deichmann, Tirza Dembo, Teresa Escobar, Christine Evans, Leslie French, Winnie Ganshaw, Marie Elena Garcia, Celine Gimbrere, Harriet Glass, Frauque Glaubitz, Eilla Goldhahn, Rosa Maria Govoni, Irmgard Halstrup, Linda Hartley, Almut Hepper Kirchhofer, Susanne Hofler, Erika Kletti-Ranacher, Benna Kolinsky, Judith Koltai, Leslie Kotin, Fran Lavendel, Julie Leavitt Kutzen, Jackie Mayer-Ostrow, Susan McKenna, Moriah Moser, Barbara Najork, Kedzie Penfield, Marcia Plevin, Heli-Maija Rajaniemi, Paula Sager, Ida Rosa Schaller, Cornelia Schmitz, Julia Shiang, Noga Shomut, Yehudit Silverman, Anke Teigeler, Betina Waissman und Anna Weatherhogg.

Ich danke Dir, Susan Davidson, meiner Lektorin, für die großzügige und beständige Aufmerksamkeit bei der Entwicklung dieses Manuskriptes sowie Rachel Goldenberg und jeder anderen Person von Inner Traditions, die so sorgsam und freundlich geholfen haben, diesen Beitrag zu veröffentlichen.

Ich danke Euch, Elaine Buller und Thea Goldstine, für Euer weises, geschicktes und liebevolles Bearbeiten des Manuskripts.

Ich bin Euch, meinen Söhnen, zutiefst dankbar für Eure Sensibilität und Eure Fertigkeiten beim Bau des Bewegungsraumes, in dem ich das Privileg habe zu arbeiten, in dem dieses Buch sich entfaltet. Danke Dir, Joshua, für Dein Licht und Deine Wahrheit, während Du jedes Wort mit mir hältst. Danke Dir, Paul, für Deine Klarheit und Tiefe, während Du mit mir die Umschlaggestaltung entwirfst.

Dir, Philip, meinem Mann, bin ich zutiefst dankbar für Deine liebevolle Präsenz als mein beständiger Zeuge, während der Übungsweg sich Tag für Tag, Jahr für Jahr entfaltete, und dieses Buch sich Wort für Wort weiterentwickelte. Ich danke Dir für die Schönheit der Holzschnitte im Inneren des Buches und für das Bild auf dem Einband, für alle sichtbaren und unsichtbaren Weisen, in denen Du mir geholfen hast, dieses Buch zur Reife zu bringen. Danke Dir für das Geschenk, für Deine Gabe Deiner aus Marmor gemeißelten Schale.

In Dankbarkeit für Mary Whitehouse, 1911–1979

Mary Whitehouse, eine Schülerin von Martha Graham und Mary Wigman, wurde zunächst professionelle Tänzerin und dann Tanzlehrerin, mit wachsendem Interesse am Innenleben und nachfolgend an Jungianischem Gedankengut. Es war Mary mit ihrer starken und geistvollen Präsenz, die die öffentliche Beziehung zwischen Tänzer und Publikum in die Ungestörtheit des Tanzstudios brachte. Ihre frühen Modern-Dance-Schülerinnen lernten, zwischen einem Vorführen und dem Bewegen aus einem Impuls heraus zu unterscheiden, dabei entdeckten sie Authentic Movement in Marys Gegenwart und Präsenz. Marys Wissen um Körperbewusstsein bildet den Kern dessen, was zum Phänomen des Bewusstseins der Sichbewegenden wurde.

Worte von Mary Whitehouse[1]

„Mein Hauptinteresse hat vielleicht mit dem Prozess zu tun, nicht mit Ergebnissen, dass es mir vielleicht nicht um Kunst ging, sondern um eine andere Art von menschlicher Entwicklung. (…) Was immer es war, wir bewegten uns vom Tanz weg. Ich musste es Bewegung nennen. (…) Damit der Tanz sich nach außen öffnet, damit er mehr wird als wir selbst in unserem kleinen, schwierigen Leben, müssen wir uns berühren lassen, bewegen lassen."

„Wenn die Bewegung einfach und unumgänglich war, nicht mehr zu verändern, ganz gleich wie begrenzt oder unvollständig sie war, dann wurde sie zu dem, was ich ‚authentisch' nannte – sie konnte als echt erkannt werden, als zu dieser Person gehörend."

„Es braucht eine Haltung von innerer Offenheit, eine Art Fähigkeit, sich selbst zuzuhören. (…) Sie wird nur möglich durch Konzentration und Ge-

[1] Diese Texte sind aus Patrizia Pallaro (Hrsg): *Authentic Movement. Essays by Mary Starks Whitehouse, Janet Adler and Joan Chodorow*. London: Jessica Kingsley 1999.

duld. (...) Der Bewegungssinn kann aufgeweckt und entfaltet werden (...) aber ich glaube, er wird nur dann bewusst, wenn die innere, also die subjektive Verbindung, gefunden wird."

„ ‚Ich werde bewegt' (...) ist ein Moment, in dem das Ich die Kontrolle aufgibt, (...) dem Selbst erlaubt, die Kontrolle zu übernehmen, den physischen Körper so zu bewegen, wie es dies will. Es ist ein Moment von absichtsloser Hingabe, der nicht erklärt und nicht genau wiederholt werden kann. (...) Der Kern der Bewegungserfahrung ist die Empfindung von sich bewegen und bewegt werden."

In Dankbarkeit für John Weir, *1913

Dr. John Weirs Arbeit als Psychologe und Lehrmeister für menschliche Entwicklung geht aus dem Erbe von Sigmund Freud, Wilhelm Reich und Carl Rogers hervor. Johns tiefes Verständnis somatischer Phänomenologie, zwischenmenschlicher Beziehungen und psychodynamischer Theorie bilden die Basis für sein flüssiges und innovatives Arbeiten mit Gruppen. Der Kern seines Geschenkes an mich ist die Grundlage für das, was zum Phänomen des Bewusstseins der Zeugin wurde.

Worte von John Weir[2]

„Die Betonung ist mehr auf dem Prozess des Werdens als auf dem Inhalt des Seins."

„Unser existentielles Alleinsein ist die Voraussetzung für alles, was wir fühlen, tun und denken."

„Selbstdisziplin ist ein notwendiger Aspekt für Spontaneität und Freiheit des Ausdrucks."

---

[2] Diese Texte sind aus Bennem/Bradford/Gibb/Lippitt (Hg): *The Laboratory Method of Changing and Learning*. Palo Alto: Science and Behavior Books 1975.

„Der einzige Weg hinaus ist hinein und durch."[3]

„Persönliches Wachstum ist ein beständiger Prozess der Selbstdifferenzierung. (...) Dieser Prozess ist ein geordneter."

„Ich bin die einzige Autorität für mein Innenleben und meine Gefühle."

„All meine Erfahrung findet allein in mir statt, innerhalb der Grenzen meines Körpers. Sie geschieht beständig, von einem Moment zum nächsten. Ich lebe nur im Hier und Jetzt."

„Das Ziel von sensorischem Erkunden, Körperkontakt und expressiven Bewegungen liegt darin, den Teilnehmer wieder mit seinem Körper und dessen Prozessen vertraut zu machen. Das bewusste Steuern dieser Prozesse bedarf eines hohen Maßes an Kontrolle und einer Art Selbstdisziplin, die einer Form von Askese nahekommt."

„Es ist unbedingt erforderlich, dass die Teilnehmer ihre Erfahrungen mit anderen teilen. (...) Der gemeinsame Austausch (...) stellt eine Art Sehen, Bezeugen dar. (...) Das Sehen scheint im Zusammenhang mit vielen rituellen und feierlichen Handlungen außerordentlich wichtig zu sein. Das Sehen und der gemeinsame Austausch scheinen übrigens das Ereignis auch zu bestätigen und ihm und dem Teilnehmer öffentliche Bekräftigung und Akzeptanz zu verleihen."

---

3 Aus einem persönlichen Gespräch der Autorin mit John Weir.

Vorwort

Wenn du eine Form reinigst,
wird sie wahrhaft zu dem, was sie ist.

RUMI

1969, in meinem achtundzwanzigsten Lebensjahr, erlebte ich die Tiefe von Mary Whitehouse' Wissen um Körperbewusstheit und die Klarheit von John Weirs Wahrnehmung des Selbst in Beziehung. Obwohl meine Begegnungen mit meiner Lehrerin und meinem Lehrer kurz waren, wurde doch das Kostbare, das ich von ihnen bekam, zum Ursprung des Weges Authentic Movement, der sich in den darauffolgenden drei Jahrzehnten meiner Arbeit im Bewegungsraum entwickelte. Aufgrund jeder einzelnen Person, die sich ihm von Herzen verpflichtet hat, und aufgrund meines tiefen, unerklärlichen Bedürfnisses, die Spur seiner Entfaltung nachzuvollziehen, hat sich dieser Weg herausgebildet.

Nach meiner Kenntnis war es John Martin, ein renommierter Tanzkritiker und Essayist, der 1933 als erster bei der Beschreibung der Tänze von Mary Wigman die Worte ‚authentic movement' benutzte:

> „Diese Tanzart ist in der Tat der moderne Tanz in seiner reinsten Erscheinungsform. Jeder Komposition dieses Mediums liegt eine Vision von etwas in der menschlichen Erfahrung zugrunde, welches das Erhabene berührt. Seine Externalisierung in eine Form, die für andere erfassbar wird, geschieht nicht durch intellektuelles Planen, sondern durch ein ‚Durch-Spüren' mit einem feinfühligen Körper. Das erste Ergebnis einer solchen Schöpfung ist das Erscheinen von bestimmten ganz und gar *authentischen Bewegungen.*"

Obwohl diese Worte aus der Welt des Tanzes stammen, ist es nicht verwunderlich, dass Authentic Movement zu einer Quelle geworden ist, aus der heraus sowohl therapeutische als auch mystische Erfahrungen sichtbar werden. Während ich gesehen habe, wie ein Weg entsteht, in dessen Zentrum Authentic Movement strahlt, habe ich den Körper als ein Gefäß gesehen, in dem Heilung geschieht, ein Gefäß, in dem direkte Erfahrung des Göttlichen erlebt wird. Während das Gefäß bewusst wird, wächst seine Fähigkeit, die Dunkelheit zu ertragen und das Licht unseres Menschseins zu empfangen.

Diese Arbeit wurde zu einem Übungsweg, da die Praxis eine inhärente Ordnung enthüllte, dabei eine Form mit einer theoretischen Grundlage schuf und den Blick auf ein Feld des Forschens und Lernens freigab. Der Weg Authentic Movement wurde langsam sichtbar, als das Eintauchen in die Arbeit im Bewegungsraum unerbittlich an die Grenzen dessen drängte, was wir noch nicht wissen konnten. Nur dem zu vertrauen, was wir wissen konnten – das heißt unserem Erleben in unserem Körper – war herausfordernd und zeitweise unerträglich für mich. In gesegneten Momenten in eine klarere Sicht hineinzustolpern war ekstatisch. Es war, als ob die Form selbst auf einem Öffnen beharrte. Ich habe einen solchen Ruf immer wieder direkt in meinem Körper erfahren. Die Spannung zwischen der Sehnsucht danach, die zum Vorschein kommende Form klar zu sehen, und der Sehnsucht danach, sich dem Mysterium der Verkörperung innerhalb der Form hinzugeben, beinhaltete das Potential der Verwandlung der Arbeit und der Menschen, die sich ihr von Herzen verpflichtet haben. In Momenten der Gnade wurden die Klarheit und das Mysterium eins.

Der Aufbau des Weges Authentic Movement basiert auf der Beziehung zwischen einer Sichbewegenden und einer Zeugin. Das ist die Grundform. Für jede von ihnen zentriert sich die Arbeit um die Entwicklung der Inneren Zeugin – was eine Möglichkeit ist, die Entwicklung von Bewusstsein zu verstehen. Bei diesem Weg wird die Innere Zeugin externalisiert, verkörpert durch eine Person, die als äußere Zeugin bezeichnet wird. Die andere Person, als Sichbewegende bezeichnet, verkörpert das sich bewegende Selbst.

Diese Beziehung entfaltet sich im Erforschen dreier wechselseitig voneinander abhängigen Erfahrungswelten: dem individuellen Körper, dem kollektiven Körper und dem bewussten Körper. Die Arbeit folgt einem Entwicklungsprozess, aber nicht linear, da sowohl persönliche als auch transpersonale Phänomene innerhalb jeder dieser Welten auftreten. Eine Person kann diese sich entfaltende Praxis zu jedem Zeitpunkt betreten, wenn sie durch Erfahrung in einem anderen Übungsweg angemessen vorbereitet ist.

Die erste Erfahrungswelt betrifft das Erforschen des individuellen Körpers. Mit der Sehnsucht danach, in der Gegenwart und Präsenz einer Zeugin gesehen zu werden, bewegt sich eine Person mit geschlossenen Augen in die Leere des Bewegungsraumes hinein und lernt dabei, den Verlauf ihrer Bewegungen und die damit einhergehenden inneren Erfahrungen zu vergegenwärtigen. Die Sichbewegende entdeckt eine unendliche Bandbreite an Körperbewegungen, Empfindungen, Gefühlen und Gedanken, wenn verkörperte Erfahrungen ins Bewusstsein treten. Bei diesem Prozess werden Bewegungen entdeckt, die authentisch sind, wahrhaftig. Während ihre Innere Zeugin stärker wird, öffnet sich die Sichbewegende für die Sehnsucht danach, eine andere Person zu sehen. Sie wird eine äußere Zeugin und lernt, den Verlauf der Körperbewegung einer anderen Sichbewegenden zu vergegenwärtigen und sich dabei ihrer eigenen Empfindungen, Gefühle und Gedanken bewusst zu werden, während sie still am Rande des Bewegungsraums sitzt.

Da Sprache für die Erfahrung eine Brücke vom Körper zum Bewusstsein bildet, sprechen die Sichbewegende und die Zeugin im Rahmen ihrer wachsenden Beziehung nach jeder Runde ihrer Arbeit miteinander. Dabei folgt jede von ihnen dem Vorsatz, sich mit Klarheit auszudrücken – eine anspruchsvolle Übung. Tiefer werdende Arbeit gibt die Freiheit, einen direkten Zugang zum Körper und zur Sprache zu haben, und zu entdecken, dass beides heilig ist.

Die Praxis mit der Ausrichtung auf den kollektiven Körper, der zweiten Erfahrungswelt, betrifft noch eine weitere Sehnsucht: die Sehnsucht, an einem Ganzen teilzuhaben, seine Beziehung zu vielen zu entdecken, ohne dabei die klare Bewusstheit von sich selbst zu verlieren. In dieser Welt des Forschens und Übens bringen die Menschen ihre Erfahrung der Grundform in einen Kreis von Sichbewegenden und Zeuginnen. Hier bewegen sich die einzelnen mit geschlossenen Augen als Teil eines sich bewegenden Körpers und sitzen still mit offenen Augen als Teil eines Kreises von Zeuginnen. Zu Beginn und am Ende einer jeden Runde dieser Arbeit ist der Kreis leer. Wenn die Einzelnen sich von Herzen dazu verpflichten, Zeugin der Leere zu sein, nimmt das Gefäß in Bezug auf die Entwicklung verkörperter kollektiver Bewusstheit an Stärke zu.

Während der Kreis sich zur Arbeit mit dem bewussten Körper hin erweitert, der dritten der drei Erfahrungswelten, wird die Form selbst transparenter. Persönlichkeit verändert sich hin zu Erfahrung von Präsenz, Empathie verwandelt sich zu Mitgefühl, und in Augenblicken der Gnade wird Leiden erträglich. Das Üben hin zu Präsenz entwickelt sich zu Momenten, in denen der Körper, der Körper als Gefäß, als leer erfahren wird.

Eine andere Sehnsucht taucht aus dieser Leere auf: die Sehnsucht nach Darbringung. Der sich bewegende Körper wird durchscheinender, wird Tanz, und Tanz wird zu einer Gabe. Worte werden durchscheinender, wandeln sich zu Poesie, und Poesie ist eine Gabe. Wenn energetische Phänomene, die im Körper als direkte Erfahrung des Göttlichen erlebt werden können, sich im bewussten Körper konzentrieren und durch ihn hindurch bewegen, wird die Energie selbst zu einer Gabe – für die Sichbewegende, für die Zeugin, für unsere sich weiterentwickelnde Welt, für unsere sich nach Bewusstheit sehnende Welt. Während die Gemeinschaft diese Gaben empfängt und zeitweise in sie eintaucht, werden wir daran erinnert, dass dieser Weg auf uraltem Boden wächst.

Die Wurzeln dieser Arbeit, die in allen drei Erfahrungswelten des Weges klar erkennbar sind, werden unmittelbar im Tanz, in Heilungsarbeit und in der Mystik erlebt. Die dyadische Beziehung zwischen einer Sichbewegenden und einer Zeugin spiegelt am deutlichsten das Wurzelgeflecht wider, das aus der Heilungsarbeit früherer Zeiten stammt und dann im Westen als therapeutischer ‚Container', als das haltgebende Gefäß, verstanden worden ist. Auf vielfältige Art und Weise manifestiert die westliche Therapeutin spezifische und prägende Qualitäten der alten Rabbinerinnen, Priesterinnen und Schamaninnen, die bewusst eine haltende Beziehung zum emotionalen und spirituellen Leben von Einzelnen und Gemeinschaften aufrecht erhielten. Beim Weg Authentic Movement durchdringt die buchstäbliche Kraft des Sichbewegens und des Sehens der Verkörperung von Empfindung, Gefühl und Geist die Beziehung mit einer neuen Art des Wissens um sich selbst und die oder den anderen.

Aufgrund einer solchen Tiefe und Komplexität des verkörperten Innenlebens der Sichbewegenden, der Zeugin und der Beziehung, die sich zwischen ihnen entwickelt, ist es in der heutigen Zeit am angemessensten, wenn eine Lehrerin dieses Weges eine professionell ausgebildete Tanz-/Bewegungstherapeutin oder eine körperorientierte Psychotherapeutin ist. Andere Therapeutinnen, Meditationslehrerinnen, Choreographinnen, politische Aktivistinnen oder Bewegungslehrerinnen, die Aspekte dieses Weges in ihre berufliche Praxis integrieren, können ihre Arbeit auf sichere Weise stärken, indem sie selbst sich von ganzem Herzen der Praxis bei einer Lehrerin dieses Weges widmen. Für eine Lehrerin des Weges Authentic Movement ist es unerlässlich, weitreichende und tiefgreifende Erfahrung und Kenntnis ihres persönlichen Prozesses in der entwicklungsorientierten Arbeit dieser Form zu haben. Der Weg entfaltet sich beständig weiter, durch jede Person, die ihn betritt, und durch jede Lehrerin, die aus ihrer eigenen sich weiterentwickelnden Sichtweise dazu beiträgt.

Die Lehrerin betreut und lenkt die bewusste Entwicklung der Beziehungen zwischen dem sich bewegenden Selbst und der Inneren Zeugin, zwischen dem individuellen Körper und dem kollektiven Körper, zwischen dem Selbst und dem Göttlichen. Im Gesehenwerden und Sehen, im Teilnehmen und Darbringen kehren Sichbewegende und Zeuginnen zu sich selbst zurück, während sie sich mit allen Fasern ihres Seins dem gründlichen Üben von Konzentration und feinspürigem Abwägen verpflichten, während sie Erfahrungen von intuitivem Wissen, von Ehrfurcht entdecken.

Dieses Buch, meine Gabe, folgt dem Verlauf der Entwicklung eines Weges, den ich immer mehr als einen mystischen Weg erfahren habe. Eine mystische Praxis kann unter anderem daran erkannt werden, dass die Einzelnen sich von Herzen dem verpflichten, was dem Wissen nicht zugänglich ist, indem sie sich einer Praxis verpflichten, die das enthüllt, was dem Wissen zugänglich ist – bewusste Verkörperung. In verschiedenen alten und zeitgenössischen Traditionen gleichen sich die Beschreibungen mystischer Erfahrungen. Es gibt einen Ruf danach, in die Leere einzutreten. Es gibt die Absicht, präsent zu bleiben, die Kunst der Konzentration zu üben, mit geschlossenen Augen und nach innen gerichtetem Fokus. Es gibt das Üben hin zu Bestimmtheit, Genauigkeit und Unfehlbarkeit beim Vergegenwärtigen des Verlaufs innerer Erfahrung. Es gibt die Sehnsucht nach einer Sprache, die direkte Erfahrung beschreiben könnte, das, was sich nicht beschreiben lässt. Ein Ritual entsteht, wird notwendig. Der Segen klaren stillen Gewahrseins kann erlebt werden. Es gibt eine Sehnsucht danach, dass das Alltagsleben solch einen Segen, solch ein Gewahrsein ausdrückt. In eine bewusste Beziehung zu mystischen Erfahrungen zu kommen, erfordert eine hinreichend starke Innere Zeugin, eine Innere Zeugin, die tief in einer verkörperten Achtsamkeitspraxis verwurzelt ist und sich daraus entwickelt.

Während sich der Weg Authentic Movement weiter entfaltet, werden die Einzelnen Teil einer verflochtenen Wirklichkeit, sie kennen gleichzeitig die Klarheit und das Alleinsein ihrer Getrenntheit und die grundlegende Wärme und das Mitgefühl, die aus der direkten Berührung mit denen auftauchen, die in ihrer Nähe sind und das tun, was sie gerade tun. Es kann Momente geben, in denen die Gnade und der Segen des Gewahrseins der Einheit erlebt werden kann, eine direkte Erfahrung, in der sich die Grenzen, die alle inneren und äußeren Beziehungen beschreiben, auflösen.

JANET ADLER,
im Juli 2002

Der individuelle Körper

Das Bewusstsein der Sichbewegenden entwickeln

Zuerst müssen wir in unserem persönlichen Körper arbeiten,
ohne nach irgendeinem Entkommen zu suchen,
denn dieser Körper ist genau der Ort,
an dem sich Bewusstsein mit Materie verbindet.

SATPREM

Die Sichbewegende

Die Tiefe des ursprünglichen Seins wird „grenzenlos" genannt.
Wegen seiner Verborgenheit vor allen Wesen oben und unten
wird es auch Nichts genannt. Wenn man fragt:
„Was ist das?", dann ist die Antwort: „Nichts", was bedeutet,
niemand kann es verstehen. Es negiert jede Vorstellung.
Niemand kann etwas darüber wissen
– es gibt nur den Glauben, daß es besteht.
Seine Existenz kann nur von ihm selbst begriffen werden.
Deshalb ist sein Name
„Ich werde".

KABBALA

*

Wir fangen mit dem Erforschen und dem Üben der Sichbewegenden an, da wir das Leben als Sichbewegende beginnen, ohne Innere Zeugin, ohne Bewusstsein. Viele von uns kommen ins Erwachsenenalter und zu den Übungswegen, die – wie der Weg Authentic Movement – sich mit der Entwicklung von Bewusstsein befassen, mit etwas Erfahrung einer Inneren Zeugin, mit etwas Bewusstheit, und mit einem Wunsch danach, präsent zu sein. Wir kommen hier an mit einer Sehnsucht nach einer neuen Art von Wissen, nach einer neuen Art und Weise, unser Leiden und unsere Befreiung zu erleben.

Bei diesem Weg gibt es zwei getrennte und doch auf geheimnisvolle Weise miteinander verbundene Welten der Arbeit der Sichbewegenden: die interpersonelle und die intra-personale Welt. Es ist die ehrfurchtgebietende und schwer fassbare, ewig sich verändernde Beziehung zwischen diesen Welten, die die Bewusstseinsentwicklung einer Sichbewegenden leitet. Die interpersonelle Arbeit betrifft die Beziehung der Sichbewegenden zu ihrer äußeren Zeugin. Da wir früher nicht hinreichend gesehen wurden, oder nicht mit hinreichend viel Akzeptanz gesehen wurden, oder nicht mit hinreichend viel Liebe oder Bewusstheit gesehen wurden, kommen wir mit der Sehnsucht ins Erwachsenenalter, von jemand anderem gesehen zu werden. Es gibt ein spürbares, im Westen ganz tiefes Bedürfnis danach, so gesehen zu werden, wie man ist, mit dem, was man gerade tut. Manchmal kommen wir hier an, weil wir bereit sind, unserer Fähigkeit zu lieben, zu vergeben, uns und andere anzunehmen, mehr Tiefe zu geben. Diese Sehnsucht ist es, die eine Sichbewegende in die Gegenwart einer Zeugin bringt.

Obwohl die Sichbewegende sich wünscht, mit ihrer eigenen Wahrheit von ihrer äußeren Zeugin gesehen zu werden, hat sie aufgrund ihrer eigenen Persönlichkeit auch Angst davor, gesehen zu werden. Die Entscheidung für das Risiko, von einer Zeugin gesehen zu werden, beinhaltet zwangsläufig auch die Bereitschaft, es auszuhalten, sich möglicherweise nicht gesehen zu fühlen. Unter den richtigen Bedingungen zur richtigen Zeit ist dieses Risiko unerlässlich, denn für die menschliche Entwicklung braucht es das Gesehenwerden von einem anderen, um sich selbst sehen zu können.

Die intra-personelle Arbeit betrifft das Herausbilden der Inneren Zeugin. Die Präsenz der äußeren Zeugin kann ein mitfühlendes Modell für jenen Aspekt der Sichbewegenden werden, der sich seiner eigenen Erfahrung bewusst wird. Die Entwicklung der Inneren Zeugin ist es, die die Entstehung und Entwicklung des Bewusstseins der Sichbewegenden bewirkt. Mit wachsender Achtsamkeit lernt diese zu unterscheiden, wann sie mit ihrer Bewegung verschmilzt, wann sie in einer dialogischen Beziehung zu ihr ist und wann sie in Momenten der Gnade um eine Ganzheit weiß, in der sie keine Trennung zwischen ihrem sich bewegenden Selbst und ihrer Inneren Zeugin spürt.

Die Innere Zeugin lernt, den Körper in die Formen des sich bewegenden Selbst hinein zu begleiten und die eigene Wahrheit zu entdecken. Die Innere Zeugin lernt, das zu würdigen, was der Körper ganz direkt weiß. Der Körper ist unsere Empfindung, unsere gefühlte Emotion. Der Körper ist unser Erleben von uns selbst, unser Tempel, in dem das Licht unseres Geistes brennt.

Unbewusste Welten, numinose Welten, Welten mit hoher Ordnung und Welten ohne ersichtliche Ordnung können dem Wissen zugänglich werden, im Körper und wegen des Körpers.

Alle Bewegungen müssen bei diesem Weg von der Sichbewegenden entdeckt werden. Sie werden ihr nicht einfach gegeben. In der Gegenwart der äußeren Zeugin finden sowohl kulturelle als auch idiosynkratische Bewegungen ihren Weg ins Bewusstsein, gefolgt von komplexen und aufrüttelnden inneren Erfahrungen, die die Aufmerksamkeit der Inneren Zeugin der Sichbewegenden erfordern. Die Reise einer Sichbewegenden kann im Chaos anfangen und in verkörperte Ordnung, Klarheit und Weisheit münden. Die Reise einer Sichbewegenden muss als ihre eigene beginnen – wenn die Herzensentscheidung dafür weiter andauert, wird sie unausweichlich zu einer Reise von jedefrau, von jedermann.

Hier in meinem Bewegungsraum, am Schreibtisch, drehe ich mich jetzt um, schaue aus dem Fenster hinter mir nach draußen und sehe die weißen Lilien, erste Anzeichen des Frühlings. Ich drehe mich wieder um, schaue nach innen durch den Raum und sehe, wie das Licht in die massive Steinschale in der Ecke fällt. Ich erinnere einen Moment letzte Woche, als ich eine Sichbewegende sehe, wie sie den Teppich hinter sich lässt und den Holzboden betritt und langsam auf die Steinschale zugeht. Während sie dort ankommt, sehe ich ihr Hosenbein leicht den Rand der Schale streifen. Sie hält an, ihre Füße stehen im Licht und ihr rechter Arm streckt sich behutsam nach unten. In ihrer Hand hält sie ihr weißes Tuch. Still lässt sie das Tuch auf den Boden fallen.

In meiner Gegenwart als ihre Zeugin entscheidet sich die Sichbewegende mit geschlossenen Augen von ganzem Herzen für ihre Sehnsucht und beginnt eine nicht nachlassende und ausgiebige Erforschung des Unbekannten.

Ihre Innere Zeugin:

Ich sehne mich danach
von dir gesehen zu werden
und ich habe Angst
von dir gesehen zu werden.

Ich sehne mich danach
mich selbst mit mehr Klarheit zu sehen.
Kann ich es ertragen
mich selbst zu sehen
mich zu spüren
mich zu kennen?
Meist
bewegt sich mein Körper
ohne mich
doch ich riskiere jetzt
mich tatsächlich in deiner Gegenwart
zu bewegen.
Ich brauche es dass du
mich klarer siehst
zuerst
sodass ich
dann mich selbst sehen kann.
Es ist die Gnade
klaren stillen Gewahrseins
nach der ich mich sehne.

* * *

„*Heneni.*" Hier bin ich.

Es ist Zeit anzufangen. Eine Sichbewegende sitzt auf ihrem Kissen auf dem Teppich, hier in der Nähe des niedrigen Tisches. Ich bin die Zeugin, sitze auf meinem Kissen ihr gegenüber und spreche jetzt zu ihr:

> Vor uns ist ein leerer Raum, geformt durch die Wände und den Boden, durch die hohe Decke, durch die Tür und die Fensterrahmen und durch das Licht, das durch die Fenster herein fällt. All dies, all diese Leere, ist ein Spiegel für die potentielle Erfahrung der Leere in uns. Ich lade dich ein, in

diese Leere als eine Sichbewegende einzutreten. Deinetwegen kann sich die Leere hier füllen und leer werden. Ihretwegen kannst du dich hier füllen und leer werden.

Wenn du dein Kissen verlässt, sei dir dessen gewahr, dass du zu ihm zurückkehren wirst, wenn deine Erfahrung als Sichbewegende abgeschlossen ist. Nachdem du dich zum Rand des Teppichs bewegt hast, entweder bevor du dich dem Unbekannten zuwendest oder nachdem du eingetreten bist, lade ich dich ein, Blickkontakt mit mir aufzunehmen. Wenn sich unsere Blicke treffen, werden wir uns bewusst miteinander verbinden, mit der gemeinsamen Herzensentscheidung für die Sehnsucht, in der Gegenwart der anderen gesehen zu werden und zu sehen. Wir werden in diesem Moment ein Tor schaffen, während wir formell unsere Beziehung innerhalb des Weges Authentic Movement eingehen.

Als die Sichbewegende dieses Übungsweges wirst du in die Leere eintreten, ohne zu wissen – ohne zu wissen, was du tatsächlich tun wirst, wie du dich bewegen wirst. Es gibt überhaupt keine Möglichkeit, wie jemand von uns wissen könnte, was du tun solltest. Denke daran, dass es keine richtige oder falsche Art gibt, dich zu bewegen. Wenn du bereit bist, richte deine Absicht darauf, nach innen zu horchen. Schließe deine Augen, um die visuelle Welt um dich herum auszublenden, auch wenn du vielleicht noch meine Gegenwart und Präsenz spüren kannst, oder wo das Licht hereinfällt.

Hier ist es, wo du der Möglichkeit begegnest, eine bewusste Wahl zu treffen, hier beginnt das Üben des feinspürigen Abwägens. Vielleicht entscheidest du dich dafür, dich zu bewegen, oder vielleicht wartest du auf einen Impuls zum Bewegen. Wenn ein Impuls auftaucht, wählst du vielleicht, ihm zu folgen, oder du kannst dich dafür entscheiden, deinen Willen darauf zu richten und Nein zu sagen. Was wichtiger ist als das, was du wählst, ist deine Freiheit, bewusst wählen zu können und damit eine wachsende Klarheit deiner eigenen subjektiven Erfahrung zu schaffen.

Wenn du dich bewegst, musst du bei großen Bewegungen oder wenn du dich plötzlich oder schnell bewegst, deine Augen öffnen, damit du dich nicht verletzt. Wenn du einen Platz im Raum findest, der sich für dich richtig anfühlt, kannst du dort anhalten oder dich weiterbewegen. Wenn du anhältst, brauchst du nicht zu wissen, warum du anhältst oder warum du gerade diese Stelle wählst. Es könnte sein, dass du sie aus rationalen Gründen wählst oder weil sie dich intuitiv willkommen heißt oder dich ruft. Oder du wählst sie vielleicht nicht bewusst, es passiert einfach, dass du in dem Moment gerade da bist.

Während ich spreche, sehe ich das weiße Tuch der Sichbewegenden von ihrem Schoß herunterhängen, die weichen Fäden am einen Ende des Tuches berühren gerade eben den Teppich.

Deine Innere Zeugin könnte vieles von dem wahrnehmen, was geschieht. Du könntest dich bewegen oder unbewegt sein, du machst vielleicht einen Ton oder bist still. Du könntest dich schnell bewegen oder langsam, mit großen Bewegungen oder mit kleinen. Vielleicht nimmst du innere Erfahrungen wahr, wie Empfindungen, Gefühle, oder Gedanken. Manchmal ist es schwierig, all die verschiedenen Arten von Erfahrungen, die du machst, zu sortieren. Als eine Möglichkeit für den Anfang lade ich dich ein, deine Achtsamkeit darauf zu lenken, was dein Körper tut. Versuche vorrangig, auf die Bewegung an sich zu fokussieren. Hier ist es, wo die Übung der Konzentration beginnt.

Und die Übung des feinspürigen Abwägens geht weiter. Jederzeit, egal aus welchen Gründen, kannst du dich dafür entscheiden, deine Augen zu öffnen und entweder mit mir Blickkontakt aufzunehmen oder auch nicht. Du kannst sie dann wieder schließen und dich weiterbewegen, oder du kannst aufhören und zu deinem Kissen zurückkehren. Wenn du dich für das Weiterbewegen entscheidest, kannst du dies solange tun, bis fünf Minuten verstrichen sind. Dann werde ich deinen Namen sagen und dich bitten, deine Erfahrung zu Ende zu bringen.

Wenn ich Zeugin davon bin, wie du dich bewegst, kann ich dein Erleben nicht kennen. Ich kann nur mein eigenes Erleben in deiner Gegenwart kennen. Ich entscheide mich aus ganzem Herzen dafür, den Verlauf meines Erlebens so gut ich kann zu vergegenwärtigen. Es ist meine Absicht, meine Übung, alles wahrzunehmen, was in mir passiert, während ich Zeugin bin.

Wenn du dein Bewegen beendest und deine Augen öffnest, lade ich dich ein, wieder mit mir Blickkontakt aufzunehmen, bevor du zu deinem Kissen zurückkommst. Während wir uns dann anschauen, werden wir uns durch das Tor zurückbewegen, das Tor der bewussten Verbindung, das wir durch unseren Blickkontakt deutlich gemacht haben, als du in den Raum eingetreten bist. Wir werden unsere Herzensentscheidung dafür bestätigen, in der Gegenwart und Präsenz der anderen bewusster zu werden. Dann, wenn du bereit bist, kommst du zu deinem Kissen zurück.

Jetzt steht die Sichbewegende und wendet sich zur Leere hin. Möge ich fähig sein,

das zu sehen was ich bereit bin zu sehen
das zu hören was ich bereit bin zu hören
das zu wissen was ich bereit bin zu wissen
und so zu sein wie ich bin.

Sie schlingt das Tuch um ihre Schultern und geht von mir weg zum Rand des Teppichs. Ich sehe sie dort stehen, ihre Zehen um die Weichheit des Teppichs gerundet, da, wo er auf den harten Holzboden trifft. Jetzt dreht sie sich zu mir um und unsere Blicke treffen sich. Sie schließt ihre Augen und ihre Bewegung beginnt. Ich bin durchflutet von Dankbarkeit für ihre Bereitschaft, mir hinreichend zu vertrauen.

Ihre Innere Zeugin:

Ich sehne mich danach
mich frei zu bewegen
ohne Hemmungen
aber ich weiß nicht wie.
Ich bin gehemmt
durch diesen Körper
diesen Körper

den ich kenne
und den ich nicht kenne.

Ich möchte
dass du diesen Körper annimmst
genau so wie er ist
aber wie könntest du das?

Ich bin befangen
während ich gehe
und ich frage mich
ob du denkst dass ich
unbeholfen bin
ich frage mich was
du über mich denkst.

Wirst du mich mögen
wenn ich mich
auf diese Art bewege oder auf jene?
Projiziere nicht
alles was in deinem eigenen Leben
unbewusst ist
auf mich.
Interpretiere nicht
mein Sein.

Ich bin fünf Minuten lang Zeugin für die Sichbewegende. Es ist Zeit für sie, ihre Erfahrungen zu Ende zu bringen. Ich sage ihren Namen und bitte sie, ihre Augen zu öffnen, sobald sie bereit dazu ist. Wir nehmen Blickkontakt auf und sie kehrt zu ihrem Kissen zurück.

Nach dem Bewegen gibt es viele Möglichkeiten, damit zu sein. Du kannst dich dafür entscheiden, nicht zu sprechen, und wir können zusammen in Stille sitzen. Du kannst dich dafür entscheiden, von deinem Ankommen jetzt gerade hier zu sprechen, von deinem Erleben, wie du aus der gesamten Bewegung herauskommst. Oder du kannst dich dafür entscheiden, dich jetzt dafür zu öffnen, Worte zu finden, die von einem Moment zum nächsten aus der Bewegung selbst geboren werden. Wenn du diesen Weg wählst, versuche deine Augen wieder zu schließen, während du anfängst, Worte zu entdecken, manche auszuwählen, dich anderen hinzugeben, genauso wie du die Bewegung selbst entdeckst, auswählst, dich ihr hingibst, während du im Raum arbeitest. Dieses Beibehalten deines inneren Fokus, während du hier auf dem Kissen sitzt, macht das Sprechen im Präsens, in der Gegenwartsform, zu etwas ganz Natürlichem. Die Gegenwartsform erinnert uns, hält uns, ermutigt uns, in der verkörperten, bewegenden Erfahrung zu bleiben, uns von ihr tragen zu lassen, während sie zu Sprache wird. Zu lernen, Erfahrung mit Worten auszudrücken, anstatt über sie zu reden, bedeutet, sprechen zu lernen, ohne die Wahrhaftigkeit der bewegenden Erfahrung zu verlassen.

Der Wechsel vom Bewegen mit geschlossenen Augen zum Sprechen mit offenen Augen vollzieht sich mit der Zeit. Am Anfang hilft nicht nur das Sprechen in der Gegenwartsform, sondern auch das Sprechen mit geschlossenen Augen, diesen Übergang nahtlos werden zu lassen. Wenn sie sich auf die Erfahrung des Sprechens einlässt, begibt sich eine Sichbewegende manchmal in einer abgewandelten Form wieder in die Bewegung hinein, während sie hier auf dem Kissen sitzt. Oder sie kehrt tatsächlich zum Holzboden zurück und wandert durch ihre Bewegung hindurch, während sie beim Gehen mit mir spricht.

Versuche dich jetzt daran zu erinnern, was dein Körper getan hat, während du dich bewegt hast, und vielleicht auch an die Reihenfolge deiner Bewegungen. Nachdem du gesprochen hast, werde ich dir als deine Zeugin sagen, was ich deinen Körper habe tun sehen, einschließlich der Reihenfolge deiner Bewegungen. Gemeinsam werden wir eine Landkarte in Worten ausdrücken, die benennt und verortet, wie dein Körper sich in Raum und Zeit bewegt. Diese Karte ist die wesentliche Grundlage, von der aus all unsere Erfahrungen dem Wissen zugänglich werden können.

Die Sichbewegende entscheidet sich dafür, ihr Erleben mit Worten auszudrücken, und schließt jetzt ihre Augen:

Abgesehen von einigen verschwommenen Bruchstücken erinnere ich nur das Ende, während ich dort drüben vor der Schale auf meiner Seite liege. Ich weiß nicht, wie lange ich da liege. Es fühlt sich richtig lange an.

Ich sehe, wie die Sichbewegende ihre Augen öffnet.

Ich kann nichts anderes klar erinnern, deshalb möchte ich versuchen, es zu durchwandern.

Jetzt steht sie auf und bewegt sich in den Raum hinein, schließt ihre Augen und öffnet sie, während sie sich annäherungsweise in einige Qualitäten und Bewegungen ihrer ursprünglichen Bewegungserfahrung zurückversetzt. Sie spricht hörbar, während sie sich bewegt:

Am Anfang gehe ich so, glaube ich, zuerst nach hier drüben auf die Steinschale zu, und dann ... jetzt erinnere ich mich ... wenn ich so nach unten in den Vierfüßlerstand komme, schaukle ich da? Und ich denke, am Ende bin ich vor der Schale und liege da eine lange Zeit.

Sie kommt zu ihrem Kissen zurück, ich sage ihren Namen und biete ihr meine Erfahrung beim Vergegenwärtigen des Verlaufs ihrer physischen Bewegung an:

Ich sehe dich aufstehen und das Tuch um deine Schultern schlingen. Mein Blick folgt dir, während du zum Rand des Teppichs gehst. Jetzt sehe ich dich genau am Rand stehen, da, wo der Teppich auf den Boden trifft, deine Zehen wölben sich darum herum. Du drehst dich nach mir um, während sich unsere Blicke treffen.

Du schließt deine Augen und gehst einen Schritt auf den Holzboden und in die Leere hinein. Ich sehe, wie deine Zehen auf dem Weg zur Schale leicht eines der Bodenkissen rechts von dir berühren. Ja, ich sehe dich direkt auf die Steinschale zugehen. Bei jedem Schritt sehe ich deine Fersen sich heben, eine nach der anderen. Ich kann die Sohlen deiner Füße sehen, ihre genaue Form.

> *Während du bei der Schale ankommst, sehe ich dein Hosenbein leicht den Rand der Schale streifen. Du hältst an und stehst. Ich sehe keinerlei Bewegung. Noch immer sehe ich keinerlei Bewegung. Ich sehe keinerlei Bewegung. Jetzt sehe ich deine rechte Hand dein Tuch von der linken Schulter ziehen, nach unten quer über deine Brust, bis es auf den Boden fällt.*

Die Sichbewegende erinnert sich:

> Ja, das habe ich vergessen. Ich erinnere mich jetzt, ich ziehe es so von meiner Schulter, nach unten quer über meine Brust und lasse es hier am Rand der Schale auf den Boden fallen.

> *Ja, und jetzt sehe ich, wie du dich direkt vor der Schale nach links drehst und dich zurück zum Raum wendest. Deine rechte Schulter zieht nach innen zu deiner Brust, dein Körper folgt nach unten. Ich sehe dich auf deinen Händen und Knien landen. Ich erinnere mich auch daran, wie du schaukelst. Ich sehe dich vor und zurück schaukeln, vor und zurück, vor und zurück ... dreimal. Jetzt landet dein Körper ganz auf dem Boden. Du bist auf deiner rechten Seite zusammengerollt, deine Hand ruht auf deiner Wange. Ich kann dein Gesicht sehen. Ich erinnere mich, wie du da liegst und immer noch da liegst, bis ich deinen Namen sage.*

Wir sind beide eine lange Zeit still. Mit geschlossenen Augen und mit einer neuen Art von Aufmerksamkeit in ihrer Stimme, in ihrem Gesicht, spricht die Sichbewegende wieder und nimmt sanft die Bewegung auf, während sie auf ihrem Kissen sitzt:

> Ich schaukle auf meinen Händen und Knien, vor und zurück, vor und zurück, vor und zurück.

Ich sehe Tränen aus den Augen der Sichbewegenden strömen, während sie spricht. Der Raum zwischen uns und um uns herum wird plötzlich tiefer, während wir hier zusammen sitzen und einander ansehen und beide ihre einfachen und wahrhaftigen Worte aufnehmen. Durch die Art, in der sie diese Worte spricht und sich für die Fülle ihrer Bewegungserfahrung öffnet, wird sie erfüllt von Gefühl. Ohne das vorschnelle Ringen um Worte für dieses Gefühl, glitzern diese Bewegungsworte wie die bloßen Knochen von dem, was wir später als einen Ursprung tiefen Leidens erkennen werden. Diese Worte, die mehr Schwingung werden als Symbol, bilden für die Erfahrung eine Brücke vom Körper zum Bewusstsein.

*

Verkörpertes Bewusstsein erfordert ein Erforschen nicht nur des körperlichen, sondern auch des sprachlichen Ausdrucks. Die Sichbewegende spricht anfangs mit sehr wenig Bewusstheit darüber, was sie tatsächlich getan hat. Sie ist überwiegend mit ihrem sich bewegenden Selbst verschmolzen, ihre Innere Zeugin hat kaum Aufmerksamkeit für die Bewegungen ihres Körpers und manchmal ist ihre Innere Zeugin überhaupt nicht präsent. Wie diese Frau erinnern viele Sichbewegende erst dann ihre Bewegungen, wenn sie sich wieder in sie hineinbegeben, während sie sie mit dem Sprechen ins Bewusstsein holen.

„Ich schaukle vor und zurück, vor und zurück, vor und zurück." Hier in der ersten Sitzung, nach dem Aufblitzen einer Erinnerung des Schaukelns und nachdem sie mich vom Schaukeln sprechen hörte, begibt sich die Sichbewegende auf ihrem Kissen kurz wieder in die Bewegung hinein und fasst sie dann wieder in Worte. Letztendlich müssen alle auftauchenden Empfindungen und Gefühle, die in diese Bewegung eingebettet sind, verkörpert und dann benannt werden, damit sie ins Bewusstsein integriert werden können. Sich am Anfang der Arbeit mit Authentic Movement jedoch Zeit für das bloße Benennen der körperlichen Bewegung zu nehmen, ohne diese ganze Komplexität, gibt der Sichbewegenden den Raum, eine Art des Sprechens zu finden, die sich der Wahrheit ihrer Erfahrung annähert. Dabei gibt sie keinen Bericht darüber ab, was passiert ist, sie listet nicht alle ihre Beobachtungen auf, sondern findet stattdessen ihren Weg, das auszusprechen, was ihr Körper weiß.

Das bloße Benennen der körperlichen Bewegung formt eine deutliche, klar gegliederte Landkarte, eine plastische Landkarte, die die Grundlage bildet für alles, was die Sichbewegende und die Zeugin miteinander teilen. Die Karte spiegelt eine Sammlung von Erfahrungen wider, Bereiche von Bewegungen, die sichtbar werden. Zu Beginn der Arbeit wird die Sichbewegende beim Sprechen nach dem Bewegen ermutigt, Bereiche zu bilden, indem sie bestimmte physische Bewegungen benennt, die gefühlsmäßig zusammenhängen, sowie auch deutlich zu machen, wo im Raum sie sich dabei befindet – falls sie sich dessen bewusst ist. Mit fortschreitender Übung formen sich die Bereiche auch durch Erfahrungen von Empfindungen oder Gefühlen. Manchmal wird die ganze Bewegungssequenz auch aufgrund einer spezifischen Bewegung, einer Bewegungsqualität, einer Empfindung oder eines Gefühls, das durch die ganze Sequenz hindurch wahrnehmbar ist, wie ein einziger langer Bereich erlebt. Wenn die Bereiche einmal benannt und deutlich gemacht worden sind, werden die in ihnen enthaltenen Einzelheiten leichter zugänglich.

Indem wir die Bereiche benennen, wird die sich entfaltende Sequenz zu einer Reihe von Bereichen. Manchmal gibt es einen Übergang zwischen zwei Bereichen, bei dem es sich wichtig anfühlt, ihn deutlich zu machen. In der Arbeit dieser Frau heute könnten die Bewegungen, die ihr Gehen bis zum Rand des Teppichs betreffen, unser Blickkontakt und ihr anschließendes Betreten des Holzbodens von ihr als erster Bereich erfahren werden. Das Gehen zur Steinschale könnte der nächste Bewegungsbereich sein. Ihre Bewegungen vor der Schale, das Schaukeln und Hinlegen, könnten ein weiterer Bereich sein. Das Öffnen ihrer Augen, das mich Anschauen und das Zurückkehren zu ihrem Kissen wäre dann der letzte Bereich.

Manchmal kann eine Sichbewegende nicht mit dem Vergegenwärtigen des Verlaufs und der Bereiche beginnen, weil sie ganz von Empfindungen oder Gefühlen erfüllt ist. Wenn dies geschieht, ist es meine Aufgabe als Zeugin und Lehrerin, ihr zu helfen, die Fülle ihrer Erfahrungen im Gesamtzusammenhang einer Landkarte zu verorten. Jede Sichbewegende braucht unterschiedlich viel Zeit, um die Fähigkeit zu erlangen, verschiedene Aspekte ihrer Arbeit mit Leichtigkeit zu vergegenwärtigen. Sichbewegende haben verschiedene Wesen, spezifische Arten, ihre Welt zu erleben. Manche sind eher emotional, andere eher kinästhetisch, wieder andere haben eher eine Veranlagung zum Denken, zum bildhaften Erleben oder zum Spüren und Tasten. Eine Sichbewegende mag das Vergegenwärtigen des Verlaufs von Gefühlen recht einfach finden, könnte aber stärker herausgefordert sein, wenn es um das Vergegenwärtigen der physischen Bewegung geht. Deshalb scheint für die Zeugin und Lehrerin der Versuch angemessen, sowohl der Wesensart der jeweiligen Sichbewegenden zu folgen und die Aufmerksamkeit auf Empfindungen oder Gefühle zu lenken, da es sich so für die Sichbewegende am natürlichsten ergibt, als auch sie gleichzeitig zu ermutigen, dies so bald wie möglich in physischer Bewegung zu verankern.

Die Sichbewegende lernt, sich immer wieder zu fragen: „Wo bin ich jetzt?“, „Was tue ich gerade?“, und immer wieder zu antworten: „Hier bin ich. Hier bin ich vor der Schale, zusammengerollt auf der Seite, meine Hand ruht auf meiner Wange.“ Das Bestreben, in jedem Moment der Bewegung präsent zu sein, lädt die Sichbewegende ein, sich selbst wirklich ernst zu nehmen. Die Sichbewegende lernt diese neue Art des Selbst-Erlebens, wenn sie hört, wie ich als ihre Zeugin den Verlauf ihrer physischen Bewegung vergegenwärtige und jede ihrer Bewegungen ernst nehme. Wenn ich dies tue, erinnere ich sie, mache jede ihrer Bewegungen kenntlich, gebe ihnen Halt. Wenn ich jede einzelne Bewegung auf diese Art benenne, kann die Sichbewegende lernen, dass jede ihrer Bewegungen es wert ist, gesehen zu werden. Dieser zutiefst einfache Akt der Anerkennung erzeugt schon früh in der Entwicklung des Übungsweges eine Weite, noch bevor die Sichbewegende und die Zeugin mehr von ihren Erfahrungen miteinander teilen.

Klares Vergegenwärtigen des Verlaufs beim Bewegen erfordert zunächst Achtsamkeit und dann ein Erinnern. Präsent zu sein, sich des Moments bewusst zu sein, bedeutet nicht unbedingt, sich erinnern zu können, wenn die Sichbewegende ihre Augen öffnet und zurück zum Sprechen kommt. Es ist ein anderer Prozess, jetzt in der Gegenwartsform zu sprechen, auf dem Kissen zu sitzen und physische Bewegungen von vor fünf Minuten zu benennen.

Die Absicht, nach der Bewegung die genaue Erfahrung zu erinnern, kann für einige Sichbewegende zunächst zu einer Unbeholfenheit führen, wenn dieses Bemühen sie während des Bewegens davon ablenkt, präsent zu sein. Mit geschlossenen Augen das Erleben in Worten auszudrücken sowie durch die Bewegungssequenz hindurch zu wandern, die Arbeit in dieser Übergangsphase, unterstützen das Vorhaben, sich zu erinnern.

Das Erinnern bringt Sprache mit sich und lädt zu einem Bewusstwerden der Erfahrung ein. Das Entwickeln dieser Bewusstheit lädt wiederum dazu ein, sich auf das, was geschieht, zu beziehen, und bildet so das Potential zur Integration. Während die Integration sich vollzieht, wird die Sichbewegende von der Anstrengung, in den Momenten der Bewegung präsent zu sein, und von der Anstrengung, sich nach der Bewegung zu erinnern, erlöst. Mit dem Körper als vorrangigem Lehrer erschließt verbindliches, engagiertes Üben die Fähigkeit, das, was erinnert wird, mit offenen Augen in Worten auszudrücken, auf dem Kissen sitzend, in Beziehung zur Zeugin.

Wenn die Zeugin den Verlauf der Arbeit der Sichbewegenden so sorgsam vergegenwärtigt, lernt die Sichbewegende, dass die Zeugin tatsächlich präsent genug ist, vielleicht spürt sie dies auch. So wie sich das Vertrauen der Sichbewegenden in die Präsenz der Zeugin entwickelt, so kann ihr Vertrauen in ihre eigene Bewegung tiefer werden, was es ihr erlaubt, so zu sein, wie sie ist, das zu tun, was sie tut. Sie nimmt vielleicht wahr, dass ihre Zeugin ihre eigenen Bewertungen, ihre Projektionen und sogar ihre Interpretationen nicht ausspricht. Sie wird von der Zeugin eingeladen, sich selbst ein derartig umfassendes Annehmen entgegenzubringen, was ihrer Inneren Zeugin erlaubt, den eigenen Erfahrungen mit weniger Bewertungen, Projektionen oder Interpretationen zu begegnen.

Genau genommen ist es ihre Auswahl der Worte, die der Sichbewegenden hilft, ihre Erfahrungen als ihre eigenen anzuerkennen und zu würdigen. Manchmal bezieht sich eine Sichbewegende auf ihre eigenen Körperteile, indem sie die Artikel *der*, *die*, *das* benutzt, wie in „die Hände“ oder „die Füße“, statt „meine Hände, meine Füße“. Als Zeugin und Lehrerin schlage ich vor, „meine Hände, meine Füße“ zu sagen. Jeder Aspekt des Körpers muss sich zu eigen gemacht werden, gespürt werden, aufs Engste vertraut gemacht sein, bevor jemand sich – wenn überhaupt jemals – auf ihn bezieht als Hände und Füße, deren spezifische Einzigartigkeit transzendiert ist.

Eine andere Art, mit der die Sprache einen Abstand zwischen der Erfahrung und dem wissenden Körper schaffen kann, besteht darin, dass die Sichbewegende über das, was geschieht, nachdenkt, anstatt zu erleben, was geschieht. Als Ergebnis davon kann vieles von ihrer Erfahrung, die direkt im Körper gewusst wird, verschleiert werden. Wenn die Zeugin und die Sichbewegende solch eine natürliche Neigung der menschlichen Psyche akzeptieren und mit einbeziehen, lernt die Sichbewegende zunehmend, in der verkörperten Erfahrung zu bleiben. Wenn dies geschieht, wird Einsicht möglich, eine andere Art des Wissens. Einsicht, die auch als intuitives Sehen bezeichnet werden könnte, vollzieht sich ohne die Absicht zu verstehen. Der Segen einer Einsicht stellt sich ohne jegliche Anstrengung ein, eine Sekunde, Minuten oder Tage nach der Bewegungserfahrung. In der Zwischenzeit erlebt die Sichbewegende eine zunehmend umsichtiger werdende Beziehung zu ihrer Arbeit, jenseits der Genauigkeit und des intensiven Einsatzes in der Praxis des Bewegens und Sprechens.

Einsicht vollzieht sich oft in direkter Beziehung zur sich entfaltenden verkörperten Bewusstheit eines Bewegungsmusters. Es ist nicht ungewöhnlich, dass eine Sichbewegende, wie diese Frau, in der allerersten Sitzung leicht in einer Bewegung landet und in sie eintaucht, die bei stärker werdendem Vertrauen in ihre Beziehung zur Inneren und äußeren Zeugin später zum wirbelnden Zentrum eines Bewegungsmusters wird. Ein Bewegungsmuster ist eine Bewegung oder eine Reihe von Bewegungen, die sich spontan wiederholt. Solch ein Muster erscheint idiosynkratisch, ohne bewusste Verbindung zum wissenden Selbst. Wenn ein Muster, das aus einer unbewussten Quelle heraus geboren wird, sich immer mehr offenbart, wird die Bewegung innerhalb des Musters klarer ausgedrückt und ruft nach Aufmerksamkeit, nach einer tiefer gehenden Herzensentscheidung dafür. Das Wiederholen der physischen Bewegung wird als erstes sichtbar, dann folgt im Lauf der Zeit das Gewahrwerden von Empfindungen und Gefühlen.

Durch das Bewegen in der Gegenwart einer mit ihrem ganzem Herzen dazu entschiedenen äußeren Zeugin, die den Verlauf der Bewegungen vergegenwärtigt und sie würdigt, erwacht die Innere Zeugin der Sichbewegenden und lädt sie in die Spirale der Entwicklung ihres Bewusstseins ein. Während sie geübter darin wird, die Feinheiten ihrer Bewegungen und die Abfolge der Bereiche zu bemerken und zu benennen, erlebt sie eine Beziehung zwischen ihrem sich bewegenden Selbst und ihrer Inneren Zeugin. Hier fängt ihre Erfahrung eines inneren Dialoges an, den ursprünglichen Zustand des Verschmolzenseins zu ersetzen.

Die Sichbewegende kommt jede Woche hierher, über den Weg aus Ziegelsteinen, über die zwei Stufen auf die kleine Veranda und in meinen Bewegungsraum hinein. Sie ist darin vertieft, ihre Fähigkeit zu stärken, den Verlauf ihrer physischen Bewegung zu vergegenwärtigen. Sie bewegt sich und ich bin Zeugin. Sie bewegt sich und ich bin Zeugin. Sie bewegt sich und ich bin Zeugin. Zeit vergeht.

* * *

Ich höre die Schritte der Sichbewegenden. Ich sehe sie beim Taubenhaus innehalten und die drei weißen Vögel anschauen. Während sie hereinkommt und ihre Schuhe bei der Tür lässt, spricht sie über ihre Freude beim Anblick des Straußes roter Mohnblumen auf dem niedrigen Tisch, hier vor unseren Kissen. Sie spricht über ihre Klarheit, die sie erlebt, wenn sie sich von Herzen diesem Übungsweg verpflichtet. Während wir uns darauf vorbereiten, mit der Arbeit anzufangen, erinnere ich sie daran, dass wir – abhängig von der Dauer der ersten Bewegungseinheit – Zeit für zwei oder drei Runden zum Bewegen und miteinander Sprechen haben. Ich fahre fort, indem ich ihr neue Leitlinien anbiete:

> Wenn du ein weiteres Mal in die Leere eintrittst, richte deine Aufmerksamkeit weiterhin darauf, was dein Körper tut, und beziehe jetzt deine Wahrnehmung von Empfindungen mit ein, während du dich bewegst. Versuche mit der Landkarte deiner physischen Bewegungen als Orientierungsgrundlage deine Aufmerksamkeit darauf zu richten, deine innere Er-

fahrung aufzunehmen: was du hörst, was du mit geschlossenen Augen siehst, riechst, auf deiner Haut spürst oder was du kinästhetisch spürst, während du dich bewegst. Bei dieser speziellen Art des Sortierens kann alles außer Emotionen und Gedanken als etwas verstanden werden, das in der unermesslichen Weite der sensorischen Welt existiert.

Empfindungen können Emotionen vorausgehen, sie informieren uns über unser gegenwärtiges emotionales Erleben, aber oft sind wir uns solch subtiler Unterscheidungen nicht bewusst. Zum Beispiel: Ich bin eine Sichbewegende und mein Herzschlag wird schneller, meine Atmung wird flach und meine Handflächen sind feucht. Durch meine Erfahrung mit diesen Empfindungen weiß ich, dass ich Angst habe. Wenn du eine Empfindung spürst, spielt es keine Rolle, ob du sie in dir hältst oder sie durch Bewegung oder Stimme ausdrückst. Es geht um deine Absicht, hier eine Wahl zu treffen. Es geht darum, dass du immer mehr Achtsamkeit für dein Gefühl des richtigen Zeitpunktes in Bezug darauf entwickelst, wann du dich für das bewusste Erleben von Empfindungen öffnest.

Als deine Zeugin habe ich deine physische Bewegung benannt, auch dann, wenn du sie nicht zuerst genannt hast. Ich tue dies, weil deine Körperbewegung das einzige ist, das ich objektiv sehen kann. Ich kann dich zur Schale gehen sehen. Ich kann sehen, wie du auf deinen Knien vor und zurück schaukelst. Ich vertraue darauf, dass es deine Grenzen nicht verletzt, wenn ich das ausspreche, was ich dich tun sehe. Doch jetzt, wenn wir die Aufgabe mit einbeziehen, den Verlauf der Empfindungen zu vergegenwärtigen, werde ich nicht über meine eigenen Empfindungserfahrungen beim Zeugin-Sein sprechen, wenn du deine Empfindungen noch nicht in Worte gefasst hast. Ich möchte vermeiden, deine innere Erfahrung dadurch möglicherweise zu verkomplizieren oder zu verwirren. Da es mein Wunsch ist, so nah an deinem Erleben zu bleiben wie ich kann, werde ich meine Erfahrung anbieten, wenn du von deinen Empfindungen in Bezug zu deiner Bewegung sprichst, aber nur, wenn sie mit deinen Erfahrungen mitzuschwingen scheint.

Ich sehe die Sichbewegende ihr Kissen verlassen und zum Rand des Teppichs krabbeln, ihr Tuch hinter sich herziehend. Der Raum ragt weit und hoch vor uns auf, in diesem besonderen Licht. Sie hält inne, schaut sich über ihre Schulter nach mir um und schließt dann ihre Augen. Jetzt steht sie und geht auf den Holzboden hinaus.

Ihre Innere Zeugin:

Ich spüre
einen neuen Weg
neue Räume
öffnen sich in meinem Inneren
und doch sonderbar vertraut
ich bin einfach ich.
Während ich jetzt hier bleibe
muss ich mich konzentrieren
während ich gehe.
Beim Gehen erinnere ich
die ersten Schritte meines Kindes
wackelig genau wie ich jetzt.
Ich werde ihn mir in der Steinschale vorstellen
ihn spielen sehen
sicher gehalten
und jetzt kann ich hier sein.
Wackelig schaukelnd
komme ich mir selbst näher.
Ich erinnere
einen alten Weg
in neuen Räumen
die sich im Inneren öffnen
sonderbar vertraut
ich bin einfach ich.

Ich bin die Zeugin, ich spreche jetzt, zehn Minuten sind vergangen. Es ist Zeit, deine Erfahrungen zu Ende zu bringen. Nimm dir für den Übergang so viel Zeit, wie du brauchst.

Nachdem wir Blickkontakt aufgenommen haben und die Sichbewegende zu ihrem Kissen zurückgekehrt ist, schlage ich vor, dass sie kurz die Bereiche benennt und dann zu jedem einzelnen zurückkehrt, indem sie alles benennt, was darin in ihrer sensorischen Welt auftaucht:

> Im ersten Bereich betrete ich den Raum und gehe eine Weile im Kreis herum. Im zweiten Bereich bin ich bei der Schale auf dem Boden – mehr Schaukeln – und im dritten Bereich bin ich immer noch bei der Schale, aber hier habe ich ganz viele Empfindungen, die ich vielleicht versuchen möchte, in Worte zu fassen.
>
> Zurück zum ersten Bereich: Ich knie am Rand des warmen Teppichs und schaue mich nach dir um. Ich nehme die Farbe deiner Augen wahr. Ich schließe meine Augen, stehe auf und gehe in den Raum. Ich höre die Tauben draußen, sie gurren. Der Boden ist für meine nackten Füße kalt. Ich gehe einfach immer weiter herum, gegen den Uhrzeigersinn. Ich habe das Bedürfnis zu gehen. Ich frage mich jetzt, ob ein Bedürfnis für mich eine Empfindung oder ein Gefühl ist.
>
> Ich wanke nach rechts und nach links und versuche, mit meinen geschlossenen Augen etwas Gleichgewicht zu finden. Mir ist überall kalt und ich wickle mein Tuch fest um meine Schultern. Ich spüre die Weichheit meines Tuches, vor allem um meinen Nacken. Kalt. Mir ist kalt. Im ersten Bereich geht es um das Gehen und darum, dass mir kalt ist.
>
> Der zweite Bereich: Diesmal gehe ich an der Schale nicht vorbei. Ich halte an. Die Tauben draußen sind still, während ich mein Tuch herunterziehe und in meiner rechten Hand halte. Ich höre, wie es leise auf dem Boden landet. Mit dem Gesicht zurück zum Raum gewendet lasse ich meine rechte Schulter nach unten zum Boden fallen. Ich bin weich hier, und sinnlich. Ich sinke. Ich komme nach unten zum Boden auf meine Knie, beuge mich vornüber in eine Hockstellung. Ich

fange an zu schaukeln, vor und zurück, vor und zurück, vor und zurück. Ich höre mein Ausatmen lauter und lauter werden, während ich mit Wucht nach unten zurück auf meine Fersen komme. Ich spüre, wie mein Ausatmen sogar meine Brust unter meinem Kinn wärmt. Ich schaukle und ich schaukle, während mein ganzer Körper wieder warm wird. Die Steinschale neben mir ist immer kühl, aber mir wird heiß.

Der dritte Bereich fängt an, wenn mein Schaukeln aufhört. Ich kann mich nicht erinnern, wie ich mich auf meine rechte Seite zusammenrolle. Ich erinnere mich jetzt, dass mich ein Dufthauch des Flieders erreicht, der direkt draußen vor diesem Ende der langen Fensterreihe steht. Vielleicht ist es derselbe Augenblick, indem ich ein kurzes Bild eines Babys in einer Art Kinderbett sehe. Ich spüre Empfindungen von Hunger. Ich spüre Druck von meinem Daumen auf meiner Wange nah bei meinem Mund.

Ich öffne meine Augen und komme hinein in jenen unterschwelligen Raum und jene unterschwellige Zeit zwischen dem Bewegen und dem Herauskommen aus der Bewegung, hinein in diese Zeit und in diesen Raum. Ich schaue dich aus dieser Haltung auf dem Boden heraus an. Während unsere Blicke sich treffen, zieht sich mein Bauch zusammen. Ich kann das immer noch ein wenig fühlen, jetzt, wo wir miteinander sprechen. Ich liege da, der Geruch des Flieders, das Bild des Babys, mein Daumen, unser Blickkontakt, ein Unwohlsein ... vielleicht ist das ein Gefühl? Hier sind meine Nerven nicht ruhig – sie schwirren. Das ist der letzte Bereich.

Diese Sichbewegende wandert nicht mehr durch die Bewegungssequenz, während sie Worte für ihre Arbeit findet. Während ich ihr zuhöre, wie sie auf ihrem Kissen spricht, bemerke ich ihre Hände, die sich in vollständiger Übereinstimmung mit ihren Worten bewegen, als ob sie jedes einzelne Wort formen, verdeutlichen. Manchmal spricht sie mit offenen Augen, manchmal schließt sie sie in dem Bemühen, näher an ihrer Erfahrung zu bleiben. Jetzt biete ich meinen Beitrag als Zeugin an:

Am Anfang deines ersten Bereiches höre auch ich die Tauben draußen gurren, während meine Augen hier drinnen deine Augen treffen. Du gehst auf den Holzboden und ich sehe im Profil, wie deine Augenlider sich schließen. Während ich sehe, wie du dich in dein Tuch einwickelst, ist mir kalt, und ich greife hinter mich nach meinem eigenen Tuch und lege es um meine Schultern, genau dann, wenn du an der Schale ankommst und ich die Ferse deines rechten Fußes sich zu deinem letzten Schritt heben sehe. Ich höre eine Taube laut ihre Flügel schlagen, während sie zum Flug abhebt.

Jetzt an der Schale, deinem zweiten Bereich, sehe ich dich dein Tuch fallenlassen. Ich sehe es wie in Zeitlupe fallen. Ich bemerke auch, dass das Gurren der Tauben nicht da ist. Die Zeit wird langsamer. Ich wende mich nach innen. Du drehst dich, wendest dich zum Raum und kommst auf den Boden hinunter in den Vierfüßlerstand. Ich sehe dich vor und zurück schaukeln, deine Zehen sind unter deinen Füßen aufgestellt. Ich sehe dich schaukeln und schaukeln und schaukeln. Ich spüre, sehe sanft die Form eines sehr kleinen Kindes, vielleicht eines Babys.

Nachdem du geschaukelt hast – bevor du dich auf deine rechte Seite zusammenrollst – erinnere ich mich, dich auf deinem Rücken liegen zu sehen. Genau in diesem Moment werde ich mir sehr intensiv einer Stille im Raum bewusst, während ich deinen linken Arm sich gerade nach oben heben sehe, dein Handgelenk gestreckt. Er schiebt sich nach oben, über die Rundung der Schale. Ich sehe deine Hand hängen, über der Leere hängen. Jetzt sehe ich dein Handgelenk plötzlich nach oben stoßen und deinen Arm wieder nach unten zu deiner Seite ziehen.

Ja. Das habe ich vergessen. Es ist, als ob mein Arm angehoben wird, bewegt wird. Und mein Handgelenk ist heiß, voll winzig kleiner Vibrationen. Ich kann das nicht sehr gut beschreiben... Hier ist alle Zeit, aller Raum, plötzlich in diesem Augenblick. Ich bin hier heil, ganz.

Ja, ich habe tiefes Verständnis für die Schwierigkeit, Möglichkeiten zu finden, solch eine Erfahrung in Worte zu fassen. Bald sehe ich dich deine Beine anziehen, während du auf deine rechte Seite rollst, deinen Daumen nah an deinem Mund, und ich erinnere mein Bild des Babys. Ich bin mir bewusst, dass mein Kopf sich nach links neigt, damit ich dich in derselben visuellen Ebene sehe, wie du mich siehst, wenn du deine Augen öffnest.

*

Konzentration erfordert Genauigkeit und Bestimmtheit im Üben der Sichbewegenden. Der Versuch sich zu erinnern, präsent zu bleiben, Zeugin der eigenen Bewegung zu sein und mehr und mehr wahrzunehmen, was mit der Bewegung einhergeht, ist eine herausfordernde Arbeit. Vermehrtes sprachliches Ausdrücken einer Bewegung wie die des Schaukelns befreit die Sichbewegende davon, mit ihrer Erfahrung unbewusst verschmolzen zu sein. „Wo sind meine Hände, wie sind sie auf dem Boden platziert, sind meine Finger gespreizt, hängt mein Kopf nach unten oder ist er nach hinten geneigt, wie ist die Qualität meines Tönens oder meines Atmens, ist meine Wirbelsäule gebogen oder gestreckt?" In solch einem Prozess entwickelt die Innere Zeugin der Sichbewegenden eine dialogische Beziehung zu ihrem sich bewegenden Selbst. Sie sieht sich selbst, wie sie sich bewegt, und nimmt ihre innere Erfahrung in Beziehung zu dem wahr, was ihr Körper tut.

Auch das vermehrte sprachliche Ausdrücken der Abfolge einer Reihe von Bewegungen entwickelt sich weiter. Obwohl die Bewegung jedes Mal, wenn die Sichbewegende arbeitet, sowohl gleich als auch unterschiedlich sein kann, ziehe ich es hier in dem frühen Erforschen der Erfahrungen von Sichbewegender und Zeugin vor, dieselbe grundlegende Reihenfolge der Bewegungen wiederholt anzusprechen, so dass sichtbar wird, wie sich jede Bewegung im Körper und im sich entwickelnden Bewusstsein ausbreitet. Keine Bewegung existiert ganz für sich alleine. Jeder Aspekt einer Reihe von Bewegungen ist gleich wichtig, besonders wenn die Bewegung zu einem Muster wird, wie das Schaukeln dieser Frau. Das Tuch fallenlassen und ihm nach unten folgen, gehen dem Schaukeln voraus. Auf ihrer Seite liegen und erleben, wie ihre Hand in die Leere der Schale eingetaucht ist, folgen dem Schaukeln.

Auch das Benennen der Entwicklungslinie dieser Bewegungsreihe beim Bilden der Bereiche bringt Klarheit. Die Bereiche sind wechselseitig voneinander abhängig, jeder ist in Beziehung zu den anderen notwendig. Manchmal können sich die Bewegungen in den vorangegangenen Bereichen wie ein Aufwärmen anfühlen, wie ein Entladen von peripherer Energie oder wie eine Vorbereitung. Auf einen solchen Anfang kann ein Tieferwerden der Konzentration folgen, was eine Veränderung der inneren Hingabe hin zu einer vollständigeren Präsenz der Inneren Zeugin widerspiegelt. Dies kann einen Fokus mit mehr Weite zur Folge haben, in der die Bewegung langsamer wird oder sich bezogen auf das, was gerade geschehen ist, auflöst, ein Ort zum Zurückkehren und Ausruhen. Mit Hilfe der Zeugin besteht die sinngebende Beziehung zwischen den Bereichen oft erst, nachdem die Sichbewegende die aufeinanderfolgenden Bereiche innerhalb einer Sitzung, oder manchmal innerhalb einer Reihe von Sitzungen, benennt.

Die Zeugin kann der Sichbewegenden helfen, die Landkarte ihres Erlebens zu strukturieren, indem sie immer tiefer auf das horcht, was sie selbst in der Gegenwart der Sichbewegenden erlebt. Sie kann ihr nicht nur helfen, die mit Fragen behafteten Orte zu klären, so wie ich das gemacht habe, als diese Sichbewegende sagt, dass sie sich nicht mehr daran erinnern kann, wie sie in eine zusammengerollte Haltung auf ihrer Seite kam. Die Zeugin kann außerdem auch ihr eigenes Gewahrwerden davon, wie der Körper sich in ihrer Gegenwart in diese Formen hinein und wieder aus ihnen heraus bewegt, sprachlich ausdrücken und verfeinern, wobei sie ihre eigene Achtsamkeitspraxis stärkt.

So wie sich die Beziehung zwischen der Sichbewegenden und der äußeren Zeugin entwickelt, so entwickelt sich auch die Beziehung im Inneren der Sichbewegenden, zwischen ihrem sich bewegenden Selbst und ihrer Inneren Zeugin. Sie taucht mit immer stärkerer Präsenz in die Tiefe, während ungelöste oder unbewusste Phänomene dem Wissen zugänglich werden, in ihrem Körper gefühlt werden. Diese Wahrheiten waren in der Kindheit oder in den ersten Beziehungen im Erwachsenenalter oft nicht in sicherer Weise gesehen worden und waren so für eine Integration ins Bewusstsein nicht verfügbar.

Während ihre Arbeit sich in die sensorische Welt hinein vertieft, nimmt die Sichbewegende ihre äußere Zeugin immer mehr wahr. Sie fängt an, die Zeugin als einen inhärenten Teil ihres Prozesses zu erleben. Sie öffnet sich für und in die Beziehung zu ihrer Zeugin hinein, während sie sich für ihre eigenen Erfahrungen der gewaltigen und natürlichen Verwicklungen von Projektionen, Bewertungen und Interpretationen bezüglich der Präsenz und der Worte ihrer Zeugin öffnet. Die Sichbewegende kann die Zeugin in positiver oder negativer Weise als Elternteil, Geschwister, Ehepartner oder Freund erleben.

Die Wahrnehmung einer Sichbewegenden davon, wie viel Raum – im wörtlichen Sinn – zwischen ihr und der Zeugin sich notwendig, sicher oder richtig anfühlt, kann zu einem wesentlichen Bestandteil ihres Prozesses werden. Es gibt Zeiten, in denen die Sichbewegende es vorzieht, sich näher bei der Zeugin oder weiter entfernt von ihr zu bewegen. Die Sichbewegende kann die Zeugin bitten, sich zu nähern oder sich zu entfernen. Die Sichbewegende und die Zeugin können zusammen herausfinden, ob Berührung angemessen oder angenehm ist. Langsam und mit der Zeit entwickeln die Sichbewegende und die Zeugin ein Gefäß, das als die Beziehung an sich verstanden werden könnte, die all das hält, was in der Arbeit der Sichbewegenden, in der Arbeit der Zeugin und innerhalb der Beziehung zwischen den beiden gesehen werden kann, und auch all das, was nicht gesehen werden kann.

Ein Mysterium, das in dieser Art Arbeit sichtbar wird, ist die Erfahrung, ‚bewegt zu werden'. Solch eine geheimnisvolle Empfindung kann manchmal als Vorläufer von energetischen Phänomenen verstanden werden oder als das Phänomen selbst. Energetische Phänomene bilden eine transpersonale Erfahrung, eine Erfahrung, deren Ursprung nicht in der Persönlichkeit liegt, die als Kombination von genetischer Codierung und persönlicher Geschichte verstanden werden könnte. Diese Sichbewegende bemerkt, dass sie eine Abwesenheit der Dichte ihrer Persönlichkeit erlebt, wenn beim Eintauchen ihrer Hand in die Leere der Steinschale ihr sich bewegendes Selbst und ihre Innere Zeugin eins sind: „Hier ist alle Zeit, aller Raum, plötzlich in diesem Augenblick. Ich bin hier heil, ganz." Im Unterschied zum Rest ihrer Erfahrungen, in denen ihre Innere Zeugin entweder mit einer Empfindung verschmolzen oder im Dialog mit ihr ist, ist ihre Innere Zeugin hier vollständig präsent und in einer direkten Erfahrung, in einem Zustand der Einheit mit ihrem sich bewegenden Selbst.

Obwohl sie diesen Moment vergisst oder es vorzieht, ihn nicht zu nennen, benenne ich ihn, aus zwei Gründen: Es ist eine physische Bewegung, Teil der Landkarte, die wir erschaffen. Ich spreche ihn außerdem an, weil ich diese Bewegung genauso würdige, wie ich all ihre anderen Bewegungen in der Bewegungssequenz würdige. Manchmal sprechen Sichbewegende nicht über Erfahrungen wie diese, über Erfahrungen von energetischen Phänomenen, weil sie nicht sicher sind, ob dies für andere akzeptabel oder glaubwürdig ist. Oft haben sie selbst Zweifel an derartigen Erfahrungen. Zweifel stellt den Wunsch in Frage, eine an sich schon unbeschreibbare Erfahrung mitzuteilen.

Spirituelles Wachstum folgt wie physisches und emotionales Wachstum einer Entwicklungslinie. In dieser Phase der Arbeit dieser Sichbewegenden liegt die primäre Absicht darin, ihre Innere Zeugin zu erden und zu stärken. Damit entwickeln wir nicht nur ein angemessenes und hinreichend sicheres Gefäß, das in der Lage ist, das bewusste Verkörpern von ungelösten Aspekten der persönlichen Geschichte haltend zu umfassen, sondern ein Gefäß, das auch transpersonale Erfahrungen umfassen und halten kann. Die Präsenz einer hinreichend gesunden Inneren Zeugin ist eine Voraussetzung dafür, den ganzen Segen energetischer Phänomene in sicherer Weise empfangen zu können. Eine Erfahrung der Mysterien kann nur dann der Entwicklung des Bewusstseins dienen, wenn sie verkörpert ist, wenn die Innere Zeugin der Sichbewegenden sich ihrer physischen Bewegung und jedweder damit einhergehenden inneren Phänomene bewusst ist.

* * *

Der Wind bewegt plötzlich die Zweige der Khaki- und Apfelbäume im Obstgarten dicht hinter uns, während ich die Sichbewegende auf der kleinen Veranda draußen vor der Tür des Bewegungsraumes begrüße. Sie sitzt auf der Bank, zieht ihre Schuhe aus und würdigt einen Habicht, der über uns kreist. Jetzt kommen wir herein, sitzen ruhig am niedrigen Tisch zusammen und bereiten uns auf die Arbeit vor.

> Wenn du heute vom Bewegen zurückkommst, dann verankere deine Arbeit kurz durch das Benennen der physischen Bewegung in den aufeinanderfolgenden Bereichen, benenne die damit einhergehenden Empfindungen, wenn du möchtest, und bringe schließlich auch dein Erleben deiner Gefühle in Worte. Dieser nächste Schritt lädt dich zu einem noch umfassenderen Gewahrwerden deines Innenlebens ein. Falls du nicht vorher zurückkommst, werde ich dich in fünfzehn Minuten zurückrufen.

Ich nehme den leeren Raum wahr, nehme wahr, dass ich nicht weiß, was geschehen wird, und dass ich unserer Beziehung und dieser Form vertraue, das zu halten, was auch immer auftauchen wird. Ich sehe die Sichbewegende sich nach links zurück wenden. Sie schaut mich an, dreht sich ein wenig weiter und schaut dann zu der Pflanze am Fensterplatz, deren rote Blätter von Sonnenlicht durchströmt sind. Sie dreht sich anders herum, zurück nach rechts, schaut hinter sich zur Lampe, zur Uhr und zu der kleinen Steinskulptur einer sich selbst umschlingenden Frau auf meinem Schreibtisch. Jetzt schaut sie auf die Kissen auf dem Boden rechts von ihren Füßen, jetzt durch den Raum und nach oben zu dem kleinen Fenster, hoch über der Steinschale. Ich sehe sie eine lange Zeit ihren Blick auf dieses Fenster aus Licht richten, bevor sie ihre Augen schließt.

Ihre Innere Zeugin:

> Ich sehne mich danach gesehen zu werden
> so wie ich bin
> mit allem was ich bin.

Ich habe Angst
gesehen zu werden
mit allem was ich bin
in meinem Schatten
in meinem Licht.

Ich habe Angst vor
meiner eigenen Verrücktheit
meinem eigenen Chaos.
Ich habe Angst vor einer Explosion
der Wut.
Ich habe Angst vor den Tiefen
meines Schmerzes
meiner Verzweiflung.

Ich habe Angst davor
das alles zu spüren
und ich habe Angst
dass du mich siehst
wie ich mich
meiner eigenen Angst
öffne.

Immer öfter
komme ich jetzt
an eine innere Grenze
ich weiß ich bin nahe an
etwas das ich wissen muss
aber ich kann da nicht bleiben.

Unmittelbar bevor ich die Sichbewegende zurückrufe, öffnet sie ihre Augen und vertieft sich aus ihrer Haltung, auf ihrer Seite vor der Schale liegend, in einen ausgedehnten Blickkontakt. Sie kommt zu ihrem Kissen zurück und fängt an zu sprechen:

Der erste Bereich ist Furcht. Der zweite Bereich ist Frustration und Angst, während ich bei der Schale bin und das Schrubben zu Schlagen wird, dann zu Schaukeln. Der dritte Bereich ist, während ich auf meiner Seite liege und im Blickkontakt Trost spüre, in meiner inneren Verbindung mit dir.

Jetzt gehe ich zurück und fülle aus: Ich schaue zurück zu dir, ich spüre so viel Unbehagen, wenn ich meine Augen schließe. Ich stürze mich in den Raum, mein Kopf fällt auf meine Brust und zieht mich in die Leere hinein. Halb rennend, halb hüpfend-springend falle ich hierhin und dahin in den Raum um mich herum. Ich nehme wahr, dass ich das Geräusch der Tauben vermisse. Ich halte abrupt bei der Schale an, mache drei Schritte mit kaum geöffneten Augen auf sie zu und wickle mein Tuch eng um mich, nicht weil mir kalt ist, sondern weil ich voll Furcht bin. Während ich hier stehe, hebe ich plötzlich meinen Kopf, öffne meine Augen und drehe mich, um dich für einen kurzen Augenblick anzuschauen. Jetzt schließe ich die Augen, mein Kopf fällt wieder hinunter, hinunter in meine Verhüllung, in meine Zweifel, Zweifel an mir selbst, Zweifel an dieser Arbeit.

Ich wickle mich aus, lasse das Tuch auf den Boden nahe bei der Schale fallen, und atme richtig laut aus. Während ich das Tuch landen höre, komme ich nach unten auf meine Hände und Knie, packe das Tuch und fange an, den Boden damit zu schrubben. Saubermachen. Vorbereitend. Ich mache diesen Platz sauber.

Das Schrubben wird zu einem Schlagen. Ich bin voll Spannung in meinen Armen und Händen. Während ich auf den Boden schlage, schreie ich. Ich bin unzufrieden, ich habe genug von mir, ich schreie, ich schaukle. Ich habe den ganzen Raum, um mich darin zu bewegen, um alles zu tun, was ich nur will, und alles was ich tue ist dasselbe, immer und immer wieder, schaukeln, schaukeln, schaukeln. Ich bin entsetzt von meinem Gefangensein, von der Tyrannei dieser Bewegung.

> Plötzlich, einen kurzen Augenblick lang, bin ich völlig ein ganzes Wesen, kein Wahrnehmen von getrennten Teilen oder spezifischen Empfindungen. Ich bin ein Baby mit entsetzlicher Angst, das schaukelt, ich presse meine Handgelenke in den Boden, komme mit Wucht nach unten zurück auf meine Fersen. Ich stoppe.
>
> Wieder auf meiner Seite öffne ich die Augen, bevor du die Zeit ansagst, weil ich deine Augen sehen muss. Ich liege da auf meiner Seite, mein Rücken zur Schale, ich suche dich, ich suche mich. Während sich unsere Augen treffen, bin ich von einem jähen Ansturm von Gefühlen überrascht, von dem Bedürfnis, auf deinen Schoß zu krabbeln. Ich fange an, diesen Wunsch genauer zu betrachten, und mein Denken wird von Detailfragen überflutet, wie: wie würde ich jemals den Raum durchqueren? und: ist es erlaubt? und: was würde ich tun, wenn ich auf deinem Schoß wäre? Langsam bemerke ich, dass die Zeit für solch einen Sprung vorbei ist und ich einfach hier an der Schale liege, lange in deine Augen schaue und mich entspanne, mich getröstet fühle.

Während die Sichbewegende spricht, während ich zuhöre, spüre ich eine Wärme in mir, eine Wärme zwischen uns, während wir in diesem Moment einander wieder mit so viel Klarheit in die Augen schauen. Ich biete meinen Beitrag als Zeugin an:

> *Während du deine Augen schließt und dich in den Raum stürzt, mit dem Kopf voran, bin ich dir gegenüber wieder von Dankbarkeit durchströmt, dass du mir als deiner Zeugin hier in dieser Arbeit vertraust.*
>
> *Du machst drei Schritte auf die Schale zu, und während ich die Sohlen deiner Füße sehe, eine nach der anderen, bin ich verletzbar. Während ich dich stehen und in meine Augen schauen sehe, bin ich voll Vertrauen. Wenn ich dich ausatmen höre, bin ich erleichtert. Ich sehe dich dein Tuch und dann dich selbst auf den Boden fallen lassen, und jetzt höre ich dich schreien. Ich höre dich. Ich höre dich noch immer schreien, ich fühle deine Schreie in meinem Bauch laut pochen. Ich*

sehe dich schrubben. Mein Bauch zieht sich zusammen. Ich sehe dich schaukeln und schaukeln und schaukeln, deine Handgelenke pressen, deine Handgelenke in den Boden pressen. Ich sehe ein Baby, das schaukelt.

Mein Blick grenzt sich ein, so dass ich dich immer mehr als ein sehr kleines Baby sehe, mit dem Gefühl, dass da niemand bei dir ist. Du füllst den Raum aus. Ich spüre Hoffnung, wenn ich dich hier sicher sehe, wie du dich in das hinein bewegst, was gerufen hat. Ich habe keine Angst. Ich vertraue deiner Inneren Zeugin, dass sie dich sicher führt. Während du auf deiner Seite zusammengerollt deine Augen öffnest und mich anschaust, bin ich voller Zärtlichkeit, als ob ich dich halte.

*

Diese Frau lernt zu wählen, ob sie sich einem Impuls hingibt oder nicht. Wenn sie dann eintaucht, kann sie sich manchmal dafür entscheiden, ein wenig länger in der Erfahrung zu bleiben. Solche Entscheidungen werden oft intuitiv getroffen. Wenn Sichbewegende physische Bewegungen, Empfindungen, Gefühle und Gedanken mit größerer Schärfe erkennen, tritt das Gewahrwerden intuitiver Erfahrungen an die Oberfläche und übernimmt aktiver die Führung. Diese Sichbewegende lernt, ihre Ungeduld mit sich wiederholenden Impulsen zu würdigen, ihre Angst zu würdigen, und schließlich lernt sie, ihr intuitives Gefühl dafür zu würdigen, dass es an der Zeit ist, sich einem noch vollständigeren Verkörpern dieses Musters hinzugeben, weil sie dies tun muss. Was gäbe es sonst zu tun?

Die Zeugin kann ein Vorbild für Erfahrungen von intuitivem Wissen sein, so wie ich das in dieser Runde im dritten Bereich getan habe, als ich davon spreche, niemanden in der Nähe der Sichbewegenden zu spüren oder zu sehen und einen Wandel in meiner räumlichen Wahrnehmung zu erleben. „Du füllst den Raum aus.“ Im Verlauf dieses Prozesses horchen wir beide immer sorgfältiger auf die Feinheiten des sprachlichen Ausdrucks, um mit immer mehr Klarheit zu wissen, was unsere Erfahrungen wirklich sind. Wir unterscheiden physische Bewegung von Empfindung, Empfindung von Gefühl, Erinnerung von Denken, Denken von Intuition. Wir sortieren, unterscheiden jeden Moment von einem anderen Moment, jede Bewegung von einer anderen Bewegung, jedes Wort, jede Sehnsucht, jede Angst. Wir vertrauen in die nicht ausbleibende Entdeckung einer inhärenten Ordnung, einer inhärenten Ganzheit.

Das Hineinstolpern in eine Sprache, die direkt aus der Verkörperung heraus entsteht, unterstützt eine Veränderung der alten Art des Sprechens. Dies liegt an der Gewohnheit, die uns – manchmal weise, manchmal zur Weißglut treibend – hartnäckig in unterschiedlich großer Distanz von unserem Erleben fernhält. Für eine Sichbewegende liegt ein bedeutender Unterschied zwischen: „Meine Geschichte handelt davon, ein Baby zu sein", „Ich stelle mir vor, ein Baby zu sein", „Ich denke an ein Baby", „Ich fühle mich wie ein Baby", „Ich sehe bestimmt wie ein Baby aus" und „Ich bin ein Baby." Für eine Zeugin besteht ein großer Unterschied zwischen „Ich stelle mir vor, dass ein Baby schaukelt" und „Ich sehe ein Baby schaukeln." Vorstellungen können in der Gedankenwelt anfangen. Wenn Vorstellungsbilder tiefer gehen, in die Verkörperung hinein gehen, in Richtung des direkten Wissens, wird das Erleben von sich selbst, so wie man sich gekannt hat, verändert. Derartige Unterscheidungen verdienen feinspüriges Abwägen, verdienen Worte, die sich näher zur subjektiven Wahrheit hinbewegen. Ein Ruf nach Unfehlbarkeit wird sichtbar. Ein Ruf danach, diese Art des mit Bewusstheit einhergehenden Sprechens in den Alltag zu übertragen, wird drängend deutlich.

In dieser Phase des Prozesses zeigt die Sichbewegende oft ein wachsendes Bedürfnis danach, alles zu erzählen, was passiert, die Einzelheiten jeder Bewegung, wann sie geschieht, wo im Raum sie geschieht, alles was die Sichbewegende fühlt, denkt, weiß. Es ist, als ob aus dem Inneren eines jeden Moments ein Appell hörbar wird, der darauf wartet, dem Wissen zugänglich zu werden, benannt zu werden. Wenn dies geschieht, ist es von Seiten der Zeugin essentiell wichtig, diese Sehnsucht dadurch zu würdigen, dass sie auf die Einzelheiten, die mit derartiger Sorgfalt von der Sichbewegenden deutlich gemacht werden, hört und sie beachtet. Diese beständige Aufmerksamkeit auf die Feinheiten – sowohl von der Sichbewegenden als auch von der Zeugin – unterstützt das Erstarken der dialogischen Beziehung, die die Sichbewegende entwickelt, und zwar nicht nur zwischen sich und der äußeren Zeugin, sondern auch zwischen ihrem sich bewegenden Selbst und ihrer Inneren Zeugin.

Das Benennen von Einzelheiten enthüllt das natürliche Auftreten von Wiederholungen, einer zentralen Kraft innerhalb der Weisheit des Körpers, ein Phänomen, das für Wachstum notwendig ist. Obwohl während dieser Reihe von Sitzungen auch neue Bewegungen auftauchen, werden Bewegungsmuster zunehmend wiederholt. Die Wiederholung der Muster an sich – „alles was ich tue ist dasselbe, immer und immer wieder" – sowie sich wiederholende Bewegungen innerhalb jedes Musters – „schaukeln, schaukeln, schaukeln" – spiegeln Erfahrungen wider, die im Gewebe verborgen sind. Diese Muster, die aus guten Gründen unbewusst geformt und in frühen Jahren im Nervensystem vernetzt wurden, werden zu Gewohnheiten. Im Laufe der Entwicklung werden sie immer weniger hilfreich und beeinträchtigen schließlich die Fähigkeit, gut im Jetzt zu leben.

Die Zeugin und/oder Lehrerin leitet die Sichbewegende an, Bewegungswiederholungen sich auch in ihren Sprachmustern widerspiegeln zu lassen, indem sie selbst spezifische Sätze kurz und klar wiederholt und dadurch ihr eigenes Erleben als Zeugin betont – *„Ich höre dich schreien. Ich höre dich. Ich höre dich noch immer schreien."* Rhythmus, Tonfall, Klang, voll tiefer Bedeutung in der Bewegungserfahrung selbst, können die Erfahrung des Sprechens mit mehr Klarheit durchdringen, mit mehr Wahrheit.

* * *

Wir setzen unsere Treffen fort. Heute kommt der Frühnebel sichtbar vom Meer her und füllt die Hügel und das Tal um uns herum. Ich fühle mich warm darin eingehüllt, während ich eine Kerze anzünde und die Sichbewegende begrüße. Sie kommt ein wenig zu spät an, eingehüllt in ihr weißes Tuch, und verkündet, dass sie sich sofort bewegen möchte. Bevor sie sich bewegt, erinnere ich sie daran, dass durch die länger werdende Dauer ihrer Bewegungsphase sie selbst jetzt diejenige ist, die entscheidet, wann sie zu einem Ende kommt. Allerdings werde ich sie – abhängig von der Uhrzeit – zu einem bestimmten Zeitpunkt zurückrufen, falls sie sich immer noch bewegt, damit genügend Zeit für den Austausch über unsere Erfahrungen vorhanden ist. Jetzt stürzt sie in die Leere hinein, rennt, rennt in Kreisen im Raum herum. Plötzlich hält sie an, nimmt Blickkontakt mit mir auf, geht auf die Schale zu und schließt ihre Augen.

Ihre Innere Zeugin:

Ich sehne mich danach
bedingungslos geliebt zu werden.
Ich habe Angst
vor dieser Sehnsucht
weil ich es nicht wert bin.

Ich flehe nach Licht
und komme endlos
in die Dunkelheit
meines eigenen Seins.
Ich verliere das Zeitgefühl
wenn ich mich bewege.
Kraftvolle Erfahrungen
tauchen auf und doch
habe ich
keine angemessenen Worte
danach.

Ich weiß nicht.
Ich weiß nicht.

Zwanzig Minuten sind vergangen. Ich nenne ihren Namen und sage ihr, dass es Zeit ist, ihre Erfahrungen zu Ende zu bringen, und erinnere sie daran, sich für den Übergang zurück so viel Zeit zu nehmen, wie sie braucht. Als sie bereit ist, spricht sie:

> Außer ganz am Ende gibt es nur einen Bereich, die ganze Zeit über: Angst. Ich kenne sie jetzt als eine spezifische Empfindung im Inneren meines Herzens, wie eine Reihe von schnellen, schmerzhaften Nadelstichen. Und ich weiß es in meinem Bauch, ganz weit unten, ein elendes Zerfetzen in einer klaffenden Leere. Ich habe sogar schon Angst, bevor ich meine Augen schließe. Ich renne hinein, mit meinem steifen Körper, mein Kinn angezogen, meine Schultern nach oben gezogen und voller Spannung. Ich halte kurz an und gehe zur Schale. Ich sehe deine Augen. Ich schließe meine. Mein Gesicht fühlt sich angespannt an. Ich atme schwer. Ich lasse mein Tuch auf den Boden fallen, ich folge ihm, als ob ich in eine andere Welt hineingehe. Ich bin auf meinen Händen und Knien, meine Handgelenke pressen hart in den Boden. Mit meinem gerundeten Rücken schaukle ich nach hinten auf meine Fersen und jetzt nach vorne zu diesem Platz des Pressens, meine Handgelenke pressen, unten festgehalten, unten festgebunden. Ich schaukle und schaukle, schaukle und schaukle. Ich wiederhole diese genau gleiche Bewegung, so genau gleich, dass ich jetzt sofort weiß, wenn ich sie nicht ‚richtig' mache.
>
> Raum und Zeit um mich herum verschwinden, während ich in dieser speziellen Empfindung gefangen bin, ein länglicher, enger und lebensgefährlicher Platz, den ich total ausfülle. Meine Nerven liegen blank. In meinem Wissen gibt es nichts anderes. Ich bin nur das. Jetzt schaukle ich, während ich schreie. Ich schreie, während ich schaukle. Hier bin ich. Hier bin ich.
>
> Ein Entsetzen rast durch mich und versengt mich, unmittelbar bevor ich weiß, direkt in meinem Körper weiß, dass ich dabei bin, mich hinzugeben. In der Angst vor dem Unbekannten, und doch im Wissen, dass du da bist, ist es, als ob ich trotz des Entsetzens hinab tauche, ich

habe das Gefühl, als ob ich mein Leben riskiere. Ich gebe mich in diesem Moment ganz hin und erlaube mir, wirklich das verlassene Baby zu werden, das Baby, das unten festgebunden ist, am Verhungern ist. Ich bin das Baby im Krankenhaus. Ich kenne die Stäbe des Gitterbettes. Ich schreie nach Mama. Ich rufe sie. Ich rufe und rufe sie, bis ich vor Erschöpfung zusammenbreche. Wenn ich meine Augen öffne, bist du hier, sitzt bei mir bei der Schale. Ich danke dir. Ich brauche deine Gegenwart, deine Präsenz, nahe bei mir. Ich bin erschöpft, erleichtert.

Während ich dir dies jetzt sage, fühle ich ein leichtes Zittern in meinen Beinen, in meinem Bauch, meinen Armen und Händen, meinen Gelenken. Es ist, als ob ich schlottere, aber mir ist nicht kalt. Etwas ist vorbei. Ich kann einen neuen leeren Raum in meinem Inneren spüren.

Ich sitze auf dem Boden neben der Sichbewegenden und merke, dass auch ich erschöpft und tief erleichtert bin. Ich spreche voll Liebe und Dankbarkeit:

Ich sehe dich schaukeln und schaukeln und schaukeln. Ich höre dich rufen und rufen. Ich bin in einen engen Durchgang hinein und hindurch bewegt, wenn ich dich sehe, wenn ich ein Baby sehe, das sich im Moment des Verlassenseins dem ganzen Ausmaß des Entsetzens öffnet. Ich stehe auf und komme zu dir, weil ich nahe bei dir sein möchte. Ich vertraue dir, deinem Gefühl für die richtige Zeit, deiner Präsenz. Ich liebe dieses Baby.

*

Es gibt Zeiten, wenn auch selten, in denen ich mich als Zeugin intuitiv dafür entscheide, näher zu der Sichbewegenden hinzugehen, um mit meiner Anwesenheit den Raum um sie herum zu einem kleineren Kreis zu machen, der mehr Halt gibt, der persönlicher ist. Hier gehe ich aus diesen Gründen zu ihr, und um einfach nahe bei jemandem zu sein, der dermaßen leidet.

Aufgrund der sich entwickelnden Inneren Zeugin in Beziehung zur Präsenz einer äußeren Zeugin kann eine Sichbewegende beim Weg Authentic Movement an einem ursprünglichen frühen Trauma arbeiten. Ein Trauma ereignet sich im Nervensystem. Es ist die direkte Erfahrung des Körpers von einem Schock, der die physische und/oder psychische Integrität bedroht und eine Erfahrung totaler Hilflosigkeit erzeugt. Wenn das Trauma im Säuglingsalter oder in der frühen Kindheit auftritt, gibt es keine Innere Zeugin und deshalb ohne eine Arbeit, die auf Körperwahrnehmung beruht, keine Möglichkeit, das Geschehen zu erinnern.

Ist die Person beim Ereignen des Traumas alt genug, um eine gewisse Erfahrung einer Inneren Zeugin zu haben, dann ist diese Innere Zeugin meist nicht fähig, in einer bewussten Beziehung zum Trauma zu bleiben, weil sie Überwältigtsein und Schock erlebt. Die Innere Zeugin flieht oder verflüchtigt sich aus ganz klaren Gründen: um zu überleben. Der Körper kennt und erinnert Traumata auf einer zellulären Ebene; aber ohne eine Innere Zeugin, die beim Einsetzen des Traumas präsent und stark genug ist, kann das Wissen des Körpers nicht erinnert werden. Die Erfahrung der Inneren Zeugin und die Erfahrung des Körpers können voneinander abgetrennt sein. Wenn dies geschieht, kann der Körper für einige Menschen manchmal zu einer Bedrohung werden, zu einem Gefäß voll unbewusster, unausgedrückter Dunkelheit und Schrecken.

Aufgrund ihrer Intimität und Sicherheit ist die dyadische Form des Weges Authentic Movement eine ausgezeichnete Form für diejenigen, die wie diese Sichbewegende an einem Trauma leiden. Die kindliche Entwicklung ist vollständig mit der Beziehung oder dem Fehlen einer Beziehung zu einer nährenden Mutterfigur verwoben, deshalb ist später bei einem Wiedereintauchen in solche Inhalte nur eine andere Person, eine Zeugin, notwendig. Eine Gruppe mit anderen Sichbewegenden und vielen Zeuginnen kann zu überwältigend sein, nicht nur für die Sichbewegende, sondern auch für andere in der Gruppe.

Kenntnisse der Bewegungsentwicklung und Entwicklungspsychologie geben der Zeugin wichtige Informationen für ihre Fähigkeit zu sehen, in welcher Entwicklungsphase die Sichbewegende arbeitet. Ich konnte sehen, dass die Bewegungen und Töne dieser Sichbewegenden zu den ersten achtzehn Lebensmonaten gehören: ihr Daumen, der immer wieder nahe am Mund war; ihr andauerndes Schaukeln; die Art, wie sie zurück auf ihre Fersen schaukelte; die Wölbung ihres Rückens; die Qualität ihrer Schreie. In dieser Situation wird sich die Sichbewegende ihres Daumens nahe an ihrem Mund bewusst, ihres Schaukelns und des Bildes eines Babys. Da die Qualität des Affektes sich in diesen Bewegungen herausbildet, wird es für uns beide offensichtlich, dass sie in einer präverbalen Phase arbeitet.

Zwei sehr eng miteinander verbundene Wirklichkeiten sind von ganz fundamentaler Bedeutung dafür, dass ehemals gebundene und eingeschlossene Traumata sicher ins Bewusstsein treten können: eine ausreichend starke Innere Zeugin und eine mitfühlende und ausreichend starke äußere Zeugin. Wenn beide Aspekte nicht vorhanden sind, kann das Wiedereintreten in die schreckliche Erfahrung dieser Empfindungen und Gefühle die Person retraumatisieren. Eine hinreichend starke Innere Zeugin bedeutet, dass die Person den Verlauf ihrer Bewegungen und inneren Erfahrungen vergegenwärtigen kann, während sie darin eingetaucht ist. Ihre Innere Zeugin muss auch fähig sein, ihre Bewegungserfahrung zu regulieren. Sie muss mit Hilfe ihrer Zeugin lernen, wie sie sich selbst besänftigen und beruhigen kann, um sich nicht zu erlauben, zu schnell von zu viel Gefühl überwältigt zu werden.

Eine solche Stärkung ihrer Inneren Zeugin vollzieht sich nur in einer direkten Beziehung zur Gegenwart und Präsenz einer hinreichend guten äußeren Zeugin. In der ursprünglichen traumatischen Situation beim Einsetzen des Leidens ist es meist nicht möglich, mit einer anderen Person in Beziehung zu bleiben, weil diese oft ein weiteres hilfloses Opfer oder eine hilflose Zeugin ist. Wenn der Schmerz durch einen anderen Menschen zugefügt wurde, ist es aller Voraussicht nach ganz unmöglich, mit der heillosen Dunkelheit dieser unbewussten Anwesenheit in Beziehung zu bleiben. Bei diesem Weg kann die Gegenwart und Präsenz einer anderen Person, der äußeren Zeugin, das bewusste Sehen einbringen, das während des ursprünglichen Traumas fehlte.

Die Zeugin muss fähig sein, in der Gegenwart solch tiefen Leidens bewusst zu bleiben, anstatt mit der Erfahrung der Sichbewegenden zu verschmelzen.

Sie muss fähig sein, in ihrer eigenen, eigenständigen dialogischen Erfahrung zu bleiben, die sich oft empathisch anfühlt, angefüllt mit ihren eigenen Empfindungen und Gefühlen. Wenn dies geschieht, lernt sie, ihr eigenes Erleben in sich zu halten, um die Grenzen und die Zeitwahl der Sichbewegenden zu würdigen und zu schützen. Dabei öffnet sie sich für ihre Sehnsucht danach, eine mitfühlende Präsenz in Beziehung zu Leiden zu erfahren. Eine solche Präsenz kann von der Sichbewegenden als die Präsenz von jemandem erlebt werden, der die Wahrheit sehen möchte, der das Sehen der Wahrheit aushalten kann.

Als der Zeitpunkt für diese Sichbewegende richtig war, erlebte sie das ursprüngliche Trauma noch einmal, erlitt die Verlassenheit aufs Neue. Die Erfahrung konnte nicht länger verleugnet, umgestaltet oder verhindert werden. Wenn eine Sichbewegende mit der Intensität sensorischer und emotionaler Energie arbeitet, die sich auf ihre persönliche Geschichte bezieht, ist die Erfahrung häufig ein Erleben, an einen bestimmten Ort zu kommen, an dem es keinen Raum darum herum oder außerhalb davon gibt. Die Sichbewegende sagt: „Raum und Zeit um mich herum verschwinden, während ich in dieser speziellen Empfindung gefangen bin, ein länglicher, enger und lebensgefährlicher Platz, den ich total ausfülle.“

Anstatt einer Änderung des Ausgangs ist es eher das sichere Wiedereintreten in ihre eigene Wahrheit, was die gebundene Energie in das neu entstehende Bewusstsein hinein freisetzen kann und eine Wandlung im Nervensystem selbst erzeugt, Heilung hervorbringt. Wunden heilen niemals ganz, vielleicht schützen sie auf geheimnisvolle Weise diejenige, zu der wir aufgrund unserer Erfahrung unserer Vergangenheit werden. In dieser Art der Arbeit ist bei solch einer gewaltigen Übergangserfahrung kein Suchen nach Bedeutung erforderlich, denn normalerweise stellt sich gleichzeitig spontane Einsicht ein. Erfahrung zu vergegenwärtigen und bewusst zu bleiben in dem, was passiert, bereitet die Psyche automatisch vor und öffnet sie für eine neue Art von Wissen, das sich in der Beziehung der Sichbewegenden zu sich selbst und zu ihrer Zeugin zeigt, sowie in einer natürlichen organischen Wahl des richtigen Zeitpunkts. Paradoxerweise bedeutet das wachsende Bewusstwerden – die neue Art von Wissen – ein Loslassen der alten Art von Wissen. Ein

Verlust ist unvermeidbar. „Etwas ist vorbei. Ich kann einen neuen leeren Raum in meinem Inneren spüren." In ein Bewegungsmuster einzutauchen und durch es hindurch zu gehen, ist an sich schon erweiternd und erweitert damit automatisch das Bewegungsrepertoire.

Da diese Sichbewegende das sich entfaltende Mitgefühl ihrer äußeren Zeugin erfährt, wird es ihr möglich zu erleben, wie ihr eigenes Leiden zu Mitgefühl wird und wie sie dann eine mitfühlendere Präsenz in die Beziehung zu einer anderen Person einbringen kann. Aufgrund ihrer inzwischen größeren Fähigkeit, sich selbst zu sehen und zu akzeptieren wie sie ist, bereitet sich diese Sichbewegende in der Ausbildung dieses Übungsweges darauf vor, die Anwesenheit einer anderen Sichbewegenden zu erleben und den Raum mit ihr in der Gegenwart und Präsenz einer äußeren Zeugin zu teilen.

Die Sichbewegende-Zeugin

Dann sagte unser Herr zu ihr:
„Bringe deine Hände an Meine Hände,
und deine Füße an Meine Füße,
und deine Brust an Meine Brust,
und auf solche Weise
wird durch dich so viel Hilfe geschehen,
dass Mein Schmerz geringer sein wird."

LUKARDIS VON OBERWEIMAR

*

Alles, was wir über das Bewusstsein der Zeugin lernen, hat seinen Ursprung in der Erfahrung, eine Sichbewegende zu sein. Die natürliche Brücke zwischen der Sichbewegenden und der Zeugin ist im Aufbau dieser Form, dieses Übungsweges, die Sichbewegende-Zeugin. Wenn die Zeugin und/oder Lehrerin und zwei verschiedene Sichbewegende übereinkommen, dass die Innere Zeugin in jeder von ihnen stark genug ist, bewegen sich die beiden gleichzeitig in den leeren Raum hinein, in der Gegenwart der äußeren Zeugin. Sie werden eine Sichbewegende-Zeugin füreinander. Obwohl jede Sichbewegende ihre Augen geschlossen hat, ist die Gegenwart und Präsenz der anderen doch spürbar, und so wird jede zu einer blinden, aber äußerst wichtigen Zeugin für die andere.

Jede der Sichbewegenden wird sich der Möglichkeit einer Beziehung zwischen ihnen beiden bewusst. Für jede von ihnen ist die „andere" nicht mehr nur die Zeugin, die vorhersagbar ruhig und schweigend am Rand des Bewegungsraumes sitzt. Diese „andere" ist genau hier, mit der Absicht, immer tiefer und tiefer in sich hinein zu horchen, während sie gleichzeitig beabsichtigt, eine gewisse Achtsamkeit für die andere Sichbewegende im selben Raum aufrechtzuerhalten.

Auch wenn Berührung zwischen zwei Sichbewegenden im selben Raum unvermeidbar wird, sind doch häufig Töne und Geräusche der anderen die ersten wahrgenommenen Zeichen der tatsächlichen Gegenwart einer anderen Person. Töne und Geräusche einer anderen können die Sichbewegende erfüllen, in sie eindringen, sie unterstützen, beruhigen, erschrecken oder wehrlos machen. Wenn Töne oder Geräusche entstehen, kann eine Sichbewegende diese begrüßen oder sich ihnen widersetzen, indem sie sich ihre Ohren zuhält oder sich von ihnen wegbewegt, oder sie kann ihre Ambivalenz verkörpern, indem sie sich wiederholt auf sie zu und wieder von ihnen weg bewegt. Da es praktisch unmöglich ist, einen Ton oder ein Geräusch – ob nun positiv oder negativ erlebt – nicht zu hören, hat jeder Ton, jedes Geräusch das Potential, die Arbeit der anderen Sichbewegenden ganz wesentlich zu beeinflussen.

Sichbewegende können absichtlich versuchen, einander zu finden, um physischen Kontakt herzustellen, oder sie können Kontakt spontan entdecken. Wenn Berührung geschieht, kann eine Sichbewegende wählen, ihren Wunsch nach Berührung zu verkörpern, oder sie kann die Berührung klar ablehnen, indem sie sich wegbewegt. Sie kann auch ihre Ambivalenz verkörpern, indem sie sich sowohl von der Berührung weg als auch dann wieder auf sie zu bewegt. Das Schulen des feinspürigen Abwägens kann hier die Arbeit einer jeden Sichbewegenden beleben – ob die Begegnung nährend ist, ein willkommener Segen, herausfordernd oder störend. Bestimmte Momente der Begegnung mit einer anderen können zu entscheidenden Wendepunkten in der Arbeit einer Sichbewegenden werden.

Vertrauen in die gegenseitige Präsenz erfordert von jeder Sichbewegenden, sich voll und ganz dazu zu verpflichten, bei großen, plötzlichen oder schnellen Bewegungen ihre Augen zu öffnen, um jetzt nicht nur sich selbst, sondern auch die andere zu schützen. Wenn zwei Sichbewegende zur selben Zeit im selben Raum arbeiten, sind sie einfach in Beziehung miteinander, ob sie sich hören, ob sie sich berühren, ob sie hinterher darüber sprechen oder nicht. Die untergründige Verbindung wird geheimnisvoll und zwingend, sie schafft ein sehr besonderes Band zwischen Sichbewegenden. Manchmal ist es, als ob das, was für jede einzelne Sichbewegende geschieht, nur aufgrund der Gegenwart der anderen geschieht.

Hier ist es, in dieser frühen Phase der Entwicklung dieser Form, wo eine Sichbewegende auf eine vertraute und zutiefst menschliche Herausforderung stößt, die bei diesem Übungsweg immer tiefer werden wird: die verkörperte Spannung zwischen ihrer Sehnsucht danach, in einer bewussten Beziehung zu sich selbst zu sein, und ihrer gleichzeitigen Sehnsucht danach, in einer bewussten Beziehung zu jemand anderem zu sein.

* * *

Am späten Nachmittag begrüße ich die Frau mit dem weißen Tuch und eine andere Frau mit langen grauen Haaren, die auch viel tiefgehende Erfahrung als alleinige Sichbewegende in meiner Gegenwart gehabt hat. Wir lassen uns drinnen auf dem Teppich bei dem niedrigen Tisch nieder und beginnen unsere erste Triade des Übungsweges. Nachdem die Sichbewegenden miteinander und mit mir Blickkontakt aufgenommen haben, legt sich die Frau mit den langen Haaren am Rand des Teppichs auf ihre Seite und lässt ihre linke Hand in den Raum baumeln, bevor sie sich hinein bewegt.

Ihre Innere Zeugin:

> Ich schütze mich
> mit meinen Haaren
> die um mein Gesicht
> gewickelt sind während ich
> hinein rolle
> und mich frage
> wie das wohl sein wird
> mit dir hier.
>
> Ich bin nicht allein
> in dieser Leere.

Ich höre dich.
Ich spüre deine Gegenwart.
Ich höre dich
atmen.

Dieser Raum fühlt sich
so klein an
ohne einen Ort
zum Verstecken
vor mir selbst
vor meinen Ängsten
dir zu begegnen.

Was werde ich tun
wenn du mich berührst?
Wie kann ich dich das
ohne Worte
wissen lassen?

Ich möchte deine Gefühle
nicht verletzen.
Ich habe entsetzliche Angst
berührt zu werden
an diesem verletzbaren Ort
der Blindheit
des Nicht-Wissens.

Ich bin nicht bereit.
Ich muss meine eigene
Arbeit tun.

Die Sichbewegende mit dem weißen Tuch geht rückwärts in den Raum hinein, ihr rechter Fuß gerade nach hinten, ihre Zehen sind nach innen gewendet, ihre Ferse landet plötzlich, schnell auf dem Boden. Ich sehe ihre Handflächen über ihrem Herzen aneinander gepresst, ihren Kopf auf ihre linke Seite gesunken, ihr Kinn leicht nach oben geneigt.

Ihre Innere Zeugin:

> Ich bin nicht allein
> in dieser Leere.
> Ich höre dich.
> Ich spüre deine Gegenwart.
> Ich höre dich
> atmen.
> Ich höre deinen Körper
> sich am Boden bewegen
> innehalten
> sich jetzt wieder bewegen.
>
> Wie sage ich dir
> dass ich Kontakt möchte?
> Du bist rund
> und weich
> in meiner Vorstellung ein Trost
> für meine Kanten
> meine scharfen Ecken.
>
> Wage ich es meine Hände auszustrecken
> und zu versuchen
> dich
> zu finden?

Die Frau mit den grauen Haaren rollt weiterhin; sie zieht ihr rechtes Knie zu ihrem Gesicht hin an, während sie auf ihrem Bauch landet, rollt dann auf ihren Rücken und auf die andere Seite hinüber, zieht jetzt ihr linkes Knie an.

Ihre Innere Zeugin:

> Ich glaube
> unsere Zeugin mag
> deine Beschwingtheit
> lieber als mein langsames nach-unten-Sacken
> hier auf dem Boden.

Deine Bewegungen
sind schnell und direkt.
Mein lethargisches Rollen
fühlt sich damit verglichen
noch schwerer an.
Dein geschmeidiger Körper ist der
nach dem ich mich immer
gesehnt habe.

Mein Körper
mein runder und voller Körper
fordert mich heraus
fordert mich heraus
an jedem Tag
meines Lebens.

Jetzt arbeiten die Sichbewegenden an ihren Projektionen, nicht nur gegenüber mir als die Zeugin, sondern auch gegenseitig. Ich sehe die Frau, die mit ihrem wie ein Rock fest um ihre Hüften geschlungenen weißen Tuch in einem Kreis rückwärts gegangen ist, jetzt rückwärts auf die Schale zugehen. Die Frau mit den grauen Haaren rollt ganz langsam in den Raum hinter sich, an die Beine der anderen Sichbewegenden. Sie rollt und hält jetzt an, ich höre sie seufzen und dann wird sie sehr still.

Ihre Innere Zeugin:

Hier bist du
in meinem Bereich!
Und ich habe Angst.
Ich möchte deine Gefühle
nicht verletzen.
Ich kann das nicht tun.
Ich kann das nicht ertragen.
Berühre mich nicht
an diesem verletzbaren

Ort
der Blindheit
des Nicht-Wissens.

Ich bin nicht bereit.
Ich muss weggehen.
Ich muss weggehen.

Die Frau, die bei der Schale steht, hört auf sich zu bewegen. Ich kann noch nicht einmal sehen, dass sie atmet. Nichts von ihr bewegt sich. Ich sehe Tränen aus ihren Augen rinnen. Jetzt beugt sie langsam ihre Knie und streckt suchend ihre rechte Hand nach unten zur anderen Sichbewegenden aus. Ihre Finger tasten, sie landen auf der Schulter der Sichbewegenden. Sie klopft dreimal auf die Schulter, während die andere wegrollt, in die Leere hinein. Die Frau steht allein und streckt ihre Knie, sie dreht sich um und geht geradeaus auf die Schale zu, einem anderen leeren Raum.

Ihre Innere Zeugin:

Ich möchte bleiben
aber es ist unerträglich
mir auch nur vorzustellen
dass ich mich aufdränge.

Du gehst weg
und ich erinnere
von irgendwo
irgendwie
dieses nagende Gefühl
in meinem Bauch
mich winden und zusammenziehen
verlassen sein
erschreckend vertraut.

Zwanzig Minuten sind vergangen und ich sage die Namen der Sichbewegenden und bitte sie, ihre Erfahrungen zu Ende zu bringen. Ich sehe sie sich gegenseitig anschauen, dann mich. Sie kehren zu ihren Kissen hier auf dem Teppich zurück und wir fangen an, miteinander zu sprechen.

> Wenn eure Fähigkeit stärker wird, das zu integrieren, was euer Körper tut, in welcher Reihenfolge die Bewegungsbereiche auftreten, und welche damit einhergehenden Empfindungen und Gefühle ihr spürt, dann ergibt sich eine weitere Gelegenheit für feinspüriges Abwägen. In dieser wachsenden Klarheit könnt ihr immer mehr auswählen, welche Bewegungen, welche Empfindungen, welche Gefühle ihr genauer in Worten ausdrücken möchtet, und wo dies nicht notwendig ist, weil das Sprechen davon vielleicht verfrüht sein könnte oder weil es vielleicht schon integriert worden ist.

Jede Sichbewegende benennt kurz mit offenen Augen ihre Bereiche, die besonders durch die physische Bewegung geformt sind, und bringt damit für die andere und für mich als Zeugin eine einfache Landkarte ein. Jetzt wählen die Sichbewegenden jede einen Ort, in den sie sich genauer hineinversetzen möchten. Wie das oft bei zwei Sichbewegenden der Fall ist, wählen sie dieses Mal zunächst, miteinander über ihre Erfahrung der Begegnung zu sprechen. Ich höre zu. Jetzt wähle ich einen Zeuginnenbeitrag für jede Sichbewegende aus, der auf die Arbeit eingeht, von der sie gesprochen hat. Ich spreche zunächst zur Frau mit den grauen Haaren:

> *Ich sehe dich in den Raum hinein rollen. Jedes Mal, wenn du auf deinen Bauch rollst, mit deinem Körper flach auf dem Eichenholzboden, wenn dein Knie nach oben zu deinem Gesicht hin kommt, bin ich zufrieden, geerdet, ich spüre meinen ganzen Körper als eine Form. Ja, wenn du an die Beine der anderen Sichbewegenden rollst, bin ich in einem Schwebezustand, ich weiß nicht, was passieren wird.*

Ich spreche zur Frau mit dem weißen Tuch:

> *Ich sehe dich rückwärts in den Raum hinein treten. Während dein Kopf zur Seite sinkt, folgen deine Schultern und dein Oberkörper, bis du dich nach hinten in einen spiralförmigen Kreis hinein drehst, deine Füße setzen mit den Zehen zuerst auf, Zehen – Fersen, Zehen – Fer-*

> *sen. Ich bin zu einer zentralen Stelle eingeladen, die irgendwie immer hinter dir ist. Ich bin gespannt und bereit, mit dir dorthin zu gehen.*

Ich spreche weiterhin zur Frau mit dem weißen Tuch und beziehe mich auf den Moment der Berührung:

> *Während du dich hinunter beugst, um die andere Sichbewegende zu berühren, die hinter dir auftaucht, wünsche ich, dass du die Gelegenheit hast, diese Erfahrung der Berührung so lange andauern zu lassen, wie du möchtest. Ich spüre Wärme in meiner Brust.*

Jetzt spreche ich zur Frau mit den langen grauen Haaren, auf denselben Moment bezogen:

> *Und wenn du berührt wirst, weiten sich meine Augen. Ich möchte nicht, dass du in diesem Moment der Berührung auch nur die geringste Zeit länger bleibst, als du es entscheidest. Genau hier erinnere ich mich daran, dass es in dieser Arbeit nicht darum geht, Lust zu suchen und Schmerz zu vermeiden. Es geht darum, unsere eigene Wahrheit zu entdecken, zu akzeptieren, zu erdulden, unsere eigene Wahrheit und die Wahrheit der anderen.*

* * *

Die Zeit des Jahres ist trocken, es gibt Gänseblümchen im Überfluss, sie kommen groß und weiß um die Wasserschale herum an der Ecke der Veranda empor. Die Dämmerung schleicht sich in ihren Überfluss hinein, in den Bewegungsraum hinein. Die zwei Frauen kommen wieder an, nach Monaten gemeinsamer Arbeit hier. Ich zünde eine Kerze an und wir beginnen, indem wir Blickkontakt miteinander aufnehmen. Jetzt stehen die Sichbewegenden am Rand des Teppichs und treten in den Bewegungsbereich.

Wie immer, wenn ich für mehr als eine Person Zeugin bin, merke ich, wie ich nicht nur jede einzelne sehe, sondern auch meine eigene Erfahrung der

Beziehung zwischen den beiden. Was ist die Verbindung? Ich schaue zur einen, dann schaue ich zur anderen, dann zum Raum dazwischen. Licht, Formen und Energiequalitäten erzeugen etwas Drittes, ganz Wesentliches, das sich schnell in meiner Gegenwart herausbildet. Möge ich fähig sein, in einer bewussten Beziehung zu allem zu bleiben, was in jeder Sichbewegenden auftaucht, und gleichzeitig zu allem, was innerhalb ihrer Beziehung zueinander auftaucht.

Der Raum ist fünfundzwanzig Minuten lang von der Bewegung dieser beiden Frauen erfüllt, und jetzt ist der Raum leer, geleert, nachdem ich ihre Namen sage und sie bitte, ihre Erfahrungen zu Ende zu bringen. Sie nehmen Blickkontakt miteinander auf, dann mit mir, und kehren zu ihren Kissen zurück. Beide Sichbewegenden benennen der Reihe nach ihre Bereiche und entscheiden sich dann dafür, genauer über die Bereiche am Anfang und in der Mitte ihrer Arbeit zu sprechen. Die Frau mit den langen grauen Haaren spricht zuerst:

> Ich gehe geradewegs hinein und nach links, hinüber zur Wand mit all den Fenstern. Ich drehe mich um und gehe herüber zur anderen Wand, drehe mich wieder und gehe quer durch den Raum zurück. Ich gehe auf und ab, seufzend, meine Arme rudern an meinen Seiten. Nach hier drüben, zurück nach dort drüben, hierhin, dahin, ich bin frustriert, aufgewühlt. Ich gehe auf und ab, ich weiß nicht, wohin ich gehen soll, was ich tun soll.

Jetzt spricht die Frau mit dem weißen Tuch:

> Ich trete ein, bringe den äußeren Rand meines Daumens oben auf meinen Kopf, meine Finger sind gespreizt und nach oben gestreckt. Mit meiner Hand, die weit bleibt, presst mein Daumen nach unten auf meine Stirn, dann dem Rücken meiner Nase folgend, über die Mittellinie meiner Lippen und meines Kinns, jetzt die Mitte meines Rumpfes markierend. Während ich langsam gehe, diese Linie ritze, teile ich meine Brust in zwei Hälften. Ohne dass ich es verstehe, ohne eine Bedeutung, ich muss das tun. Diese Bewegung ist richtig. Wieder und wieder folgt mein Daumen

> dieser Bahn, bis mein ganzer Körper folgt und ich zum Sitzen komme. Meine Beine sind gekreuzt.
>
> Meine Hand zieht meinen Arm vor mir gerade nach außen. Mein Handgelenk schiebt, streckt sich, meine Handfläche zeigt von mir weg. Ich warte. Ich warte. Äußere Bewegung hört auf, und ich werde nur meine Hand, ich horche. Mein Bauch fängt an zu beben. Wasser strömt aus meinen Augen. Mein Kopf bewegt sich von Seite zu Seite, von Seite zu Seite. „Nein." Ich flüstere „nein", während kleine Schreie aus meinem Mund entfliehen.

Die Frau mit den grauen Haaren fährt fort:

> Ich höre das Flüstern der anderen Sichbewegenden, ihre kleinen Schreie, ihr Einatmen, schnell und kurz. Ich höre ihr Weinen. Ich höre ihre Schreie, ihr Flüstern, ihre Schreie. Vor und zurück, vor und zurück, und mein Herz bricht auf und ich bin nur mein Wunsch, zu ihr zu kommen. Keine Gedanken, keine große Entscheidung. Ich komme einfach. Ich sitze hinter ihr. Wir sind Rücken an Rücken, Herz-Rücken an Herz-Rücken. Liebe fließt.

Die Frau mit dem weißen Tuch antwortet:

> Während Dunkelheit durch meine Hand nach außen geschoben wird, empfange ich das Licht deiner Gegenwart, es füllt meinen Rücken, meine Vorderseite, jetzt alles von mir.

Ich biete jeder Sichbewegenden meinen Beitrag als Zeugin an, besonders bezogen auf das, was sie miteinander geteilt haben, und jetzt bezogen auf meine Erfahrung ihrer sich bewegenden Beziehung. Erst wende ich mich an die Frau mit dem weißen Tuch:

> *Ich sehe dich in der Mitte des Raumes sitzen, deine Beine gekreuzt, jetzt geht dein Daumen weg von deinem Körper und streckt sich in den Raum vor dir, hält an, deine Handfläche nach außen gewendet.*

Ich drehe mich ein wenig und spreche zur Frau mit den langen grauen Haaren:

> *Ich sehe dich durch den Raum auf und ab gehen, dorthin, hierhin, auf und ab gehen, mit den Armen rudern.*

Beim Weitersprechen wende ich mich an beide Frauen:

> *Erwartung steigt, ein prickelndes Gefühl in meinen Schultern und Armen, in meiner Kehle, in meinem Kiefer. Der Raum zwischen euch beiden wird aufgeladen, scharlachrot und elektrisch. Ich richte meinen Fokus dorthin. Und jetzt, ohne zu wissen, wie dies geschieht, sehe ich euch Rücken an Rücken, und die Farbe des Mitgefühls durchströmt mein Herz. Ich bin offen, geöffnet.*

Die Sichbewegenden drücken noch mehr Momente ihrer Bewegungserfahrung in Worten aus und erhalten weitere Zeuginnenbeiträge, bis es Zeit ist, zu gehen. Sie gehen hinaus, in eine durch den Nebel entstandene frühe, stille Dunkelheit hinein. Beim Verabschieden an der Tür kann ich die Frische des Lavendels riechen, der hier in der Nähe wächst, ein tröstender Duft, Balsam für die Sinne.

* * *

Zeit vergeht. Hier kommen diese beiden Frauen, sie kommen zusammen auf dem Weg an, gerade als die Tauben für die Nacht in ihr Haus fliegen. Hier kommen die zwei Hunde und begrüßen die zwei Frauen, die die Vögel begrüßen. Die Sichbewegenden lassen ihre Taschen und Tücher auf dem Fensterplatz innen gleich rechts neben der Tür und es ist Zeit anzufangen. Die Frau, deren graue Haare heute hochgesteckt sind, benennt einen starken Schmerz in ihrer rechten Schulter. Wir nehmen alle Blickkontakt auf und die Frauen stehen noch einmal am Rand des Raumes, bewegen sich vierzig Minuten lang, kommen zurück und nehmen noch einmal Blickkontakt auf.

Wir trinken heißen Tee, die zwei Frauen benennen ihre Bewegungsbereiche und fangen dann an, miteinander zu sprechen. Die Frau mit den grauen Haaren spricht zuerst, gefolgt von der Frau mit dem weißen Tuch:

> Mein Schmerz ist weg. Was ist passiert? Ich fange an, indem ich sofort auf meinem Rücken auf dem Boden liege, ich glaube in der Mitte des Raumes. Meine Arme sind gebeugt auf meinem Rumpf, meine Hände liegen einfach, mit den Handflächen zu meiner Brust, meine Handgelenke kribbeln. Ich bin so verletzbar, klein, und auch verärgert, ich möchte von diesem Schmerz hier jetzt in dieser Arbeit nicht behelligt werden.
>
>> Ich fange an, indem ich drüben bei der Schale stehe, ich schwinge meinen rechten Arm vor mir ganz nach außen und singe mit guter Stimmung immer wieder leise Töne. Dieses Schwingen mit einem Arm bringt mich in den Raum, ich galoppiere in einem Kreis herum, mit dem Gesicht nach außen. Ich glaube, dass du im Inneren dieses Kreises bist. Mein Singen wird lauter und ich fühle mich ausgelassen.
>
> Meine rechte Hand zittert, sie zittert und ich höre dich in meiner Nähe, aber seltsamerweise spüre ich keine Angst. Ich bin tief in meinem Inneren, halte diesen Schmerz, diese ständige Beschäftigung damit.
>
>> Mein singendes Tanzen bringt mich auf alle Viere, mein Kopf hängt nach unten. Meine Hände und Füße bewegen sich in einem Rhythmus. Ich berühre den Boden mal hier, mal da, und plötzlich berühre ich hier auch dein Bein.
>
> Ich spüre deine Hand auf meinem Bein, gerade als ich mich aufsetze, meine Hände sind noch vor meiner Brust, meine Handflächen nach innen gewendet, mein Kopf nach unten. Ich begrüße deine Berührung. Ich strecke meine Hand aus und berühre mit meinem Finger und meinem Daumen deine Haare. Bald rutscht mein Kopf ganz langsam an diese Seite deines Nackens. Dies ist ein weicher Platz. Ich bin si-

cher. Oh, du hältst mich hier. Ich spüre deine Hand stark und fest auf meinem Rücken. Ich kann dir hier begegnen.

> Ja, ich bin so dankbar für diese Verbindung mit dir, für diese Töne, die leise immer wieder innen in meinem Kopf singen, für diese Rhythmen in meinen Füßen, meinem Rumpf, meinen Händen. Meine rechte Hand klopft sie liebevoll auf deinen Rücken.

Ich bin so glücklich hier, ich sauge deine Rhythmen auf, während sie mich unsichtbar zum Bewegen einladen. Ich merke erst jetzt beim Sprechen, dass meine Beziehung zu meinem Schmerz sich dann verändert, wenn meine Bewegung authentisch wird. Ich habe meine Schulter tatsächlich vergessen.

> Ja, ich habe sie auch vergessen. Hier am Ende, wenn wir uns gegenseitig aufhelfen, spüre ich eine Lust zu spielen, in diesen Rhythmen voll Freude herumzutanzen. Du wirst zu meiner Schwester und ich bin wieder sicher mit ihr, tanzend und lachend an unserem geheimen glücklichen Ort, dem Ort, zu dem wir vor dem Schmerz unserer Eltern geflohen sind. Danke, danke.

Wenn Sichbewegende so klar sind und sich selbst und einander so sehen können, kann der Beitrag einer äußeren Zeugin überflüssig sein. Hier habe ich zu diesem reichen Austausch nichts beizutragen, außer dass ich meine Dankbarkeit ausdrücke für die Ehre, Zeugin zu sein.

*

Sichbewegende werden ermutigt, schmerzende oder anfällige Körperstellen zu benennen, damit sie sich sicher fühlen können, wenn sie den Bewegungsraum mit anderen betreten, die ihre Augen geschlossen haben. Im Allgemeinen wird die Sichbewegende eingeladen, den Raum ohne bestimmte Absichten zu betreten, ohne spezifische Pläne im Hinblick auf das Arbeiten an der persönlichen Geschichte oder an aktuellen schwierigen Situationen, und ohne die Absicht, spirituelle Erfahrungen zu erzeugen. Kann sie in die Leere eintreten, ohne zu wissen – ohne zu wissen, was in ihrem eigenen Inneren auftauchen wird, im Inneren der anderen, in ihrer Beziehung?

Wenn die Innere Zeugin einer Sichbewegenden stark und liebevoll genug ist, führt die Sehnsucht danach, eine andere zu sehen, sie dahin, eine äußere Zeugin für eine andere Sichbewegende zu werden. Es ist, als ob sie sich nicht mehr mit der anderen bewegt, sondern stattdessen zum Rand des Bewegungsraumes wechselt, ihre Augen öffnet und jetzt die andere Sichbewegende sieht, die mit geschlossenen Augen arbeitet. Sie nähert sich der Praxis des Zeugin-Seins mit den gleichen drei Fragen: Kann sie in der Gegenwart einer Sichbewegenden sitzen, ohne zu wissen, was in ihrem eigenen Inneren auftauchen wird, im Inneren ihrer Sichbewegenden und in ihrer Beziehung?

Das Bewusstsein der Zeugin entwickeln

Selbst-Offenbarung erfordert Begegnung
zwischen dem Selbst und dem Anderen:
Der sich Offenbarende braucht einen anderen,
dem gegenüber er offenbart wird.

RABBI ARTHUR GREEN

DIE ZEUGIN

Wie
Höre ich
Anderen zu?
Als wenn ein jeder mein Meister wäre
Der zu mir
Seine
Hoch geschätzten
Letzten
Worte
Spricht.

HAFIZ

*

Von der Sichbewegenden-Zeugin zur Zeugin, vom Spüren einer Sichbewegenden mit geschlossenen Augen zum Sehen einer Sichbewegenden mit offenen Augen – damit betritt jede Einzelne den nächsten Ort des Übens und Erforschens innerhalb der Entwicklung verkörperter Bewusstheit. Die Sichbewegende entscheidet sich dafür, eine Zeugin zu werden.

Die Erfahrung der Zeugin ist vollständig abhängig von der Gegenwart und Präsenz der Sichbewegenden, die der Hauptkatalysator für alles ist, was sich in der Zeugin regt. Die Erfahrung der Sichbewegenden ist vollständig abhängig von der Gegenwart und Präsenz der Zeugin. Die kostbare Beziehung zwischen der Sichbewegenden und der Zeugin ist die Grundform des Übungsweges. Diese dyadische Beziehung, die bewusste wie auch die unbewusste, ist es, die den Inhalten und Prozessen, die in ihr auftauchen, mitschwingen und sich verflüchtigen, Halt gibt – als ob sie eine Schale wäre, wie die in Stein gemeißelte Schale hier im Bewegungsraum.

Diese Beziehung gibt jeder Beteiligten die Freiheit, eine Hälfte der gesamten Dynamik zwischen Sichbewegender und Zeugin willkommen zu heißen. Da ist diejenige, die sich mit geschlossenen Augen bewegt und dabei ihr Erleben ausdrückt, und da ist diejenige, die ruhig ist und mit offenen Augen ihr Erleben in sich hält. Hier balanciert der Weg gegensätzliche Kräfte aus, jede wird potentiell die andere, jede ist ein notwendiges Element der Schulung hin zu Präsenz. Die Brücke zwischen der Kraft des Bewusstseins der Sichbewegenden und der Kraft des Bewusstseins der Zeugin ist die Innere Zeugin.

Wer ist die Zeugin? Es gibt zwei getrennte und doch sehr eng miteinander verbundene Zentren in der Entwicklung des Bewusstseins der Zeugin. Das eine, das intra-personale, betrifft die Entwicklung der Inneren Zeugin, das aus der Bewegungspraxis weiter andauernde Bedürfnis danach, sich selbst mit mehr Klarheit zu sehen. Die Zeugin schaut die Sichbewegende nicht einfach an oder beobachtet sie, sie richtet ihren Fokus nicht nur nach dort drüben auf den sich bewegenden Körper. Stattdessen nimmt die Zeugin teil, sie ist beteiligt und öffnet sich den komplexen Geschehnissen ihres eigenen Erlebens, von einem Moment zum nächsten, hier in ihrem eigenen Sein, in der Gegenwart der Sichbewegenden. Das andere Zentrum, das interpersonelle, betrifft die Sehnsucht, eine andere Person mit mehr Klarheit zu sehen, im Dienst der anderen zu sein – das ist es, was die Zeugin in die Gegenwart einer Sichbewegenden bringt.

Die Innere Zeugin einer Zeugin entwickelt sich nach wie vor innerhalb der grundlegenden Arbeit des Vergegenwärtigens des Verlaufs weiter. Wie zu Beginn ihrer Bewegungspraxis fängt sie damit an, dass sie den Verlauf physischer Bewegung vergegenwärtigt. Obwohl die neue Zeugin sich durch ihre Arbeit als Sichbewegende auf diese Erfahrung vorbereitet hat, macht es doch einen Unterschied, ob sie ihre eigene Bewegung mit geschlossenen Augen vergegenwärtigt oder ob sie die Bewegung einer anderen mit offenen Augen vergegenwärtigt. Für einige neue Zeuginnen kann das Erinnern der physischen Bewegungen und ihrer Abfolge schwierig sein, da die Bewegungen beim Zeugin-Sein nicht direkt im Körper erfasst werden, wie es geschieht, wenn sie sich selbst bewegt. Für andere, bei denen die visuelle Ebene dominant ist, können die offenen Augen das Erinnern unterstützen und so den Zugang zum Bewusstsein erleichtern.

Sobald sich die gemeinsame Absicht von Sichbewegender und Zeugin dahingehend verlagert, mehr als nur den körperlichen Ausdruck der Sichbewegenden einzubeziehen, vervielfachen sich die Aufgaben der Zeugin. Die Sichbewegende hält ihr eigenes Erleben in sich und drückt es aus, und sie vergegenwärtigt dessen Verlauf, während es sich ereignet. Die Zeugin hält ihr eigenes Erleben in sich, drückt es nicht durch Bewegung aus, und dabei vergegenwärtigt sie gleichzeitig sowohl das, was ihre Sichbewegende tut, als auch ihr eigenes inneres Erleben als Reaktion darauf.

„Wo bin ich? Was tue ich gerade? Hier bin ich, ich sehe dich auf und ab gehen, dort drüben, hier drüben, auf und ab gehen, mit den Armen rudern." Zuerst war die äußere Zeugin eine Anfängerin als Sichbewegende, die von ihrer äußeren Zeugin die Praxis des Vergegenwärtigens des Verlaufs erlernt hat. Jetzt bringt sie das Vergegenwärtigen ihrer Sichbewegenden bei. Sie wird zu einem Modell für die Entwicklung der Inneren Zeugin der Sichbewegenden, dem Aspekt der sich Bewegenden, der sich seiner eigenen Erfahrung, seiner eigenen Wahrheit bewusst wird.

Da es eine beeindruckende Beziehung zwischen Wahrheit und Schönheit gibt, kann die Zeugin, während sie sich für ihre eigene Wahrheit öffnet, diese als untrennbar mit ihrer eigenen Erfahrung von Schönheit verbunden sehen. Während sie sich auf die Arbeit der Sichbewegenden konzentriert, und besonders dann, wenn eine Sichbewegende sichtlich nach innen fokussiert ist, kann die Zeugin ergriffen oder besänftigt, voll Ehrfurcht oder verwandelt sein, durch ein plötzliches Gewahrwerden der unfassbaren Präsenz, der Kraft der Schönheit selbst.

Ihre Innere Zeugin:

> *Ich sehe das Licht des Spätnachmittags auf deinen Körper fallen. Stille breitet sich aus, während ich dich auf einem Bein stehen sehe, dein anderes Bein hoch hinter dir angehoben. Ich*

sehe die gekräuselten Ärmel deiner Bluse, glänzend und schwarz, während deine Hand sich ausstreckt, um sich am Fensterrahmen festzuhalten. Ich sehe die Innenseite deiner anderen Hand, die Finger geformt, ausgestreckt in der Luft, während dein Rumpf sich nach hinten neigt, deine Haare fallen in eine Säule aus Sonnenlicht.

Deine weißen, unten weiten Hosen flattern, während du mit Feinarbeit dein Gleichgewicht aufrechterhältst. Genährt, wie neu, sehe ich dich. Ich weiß um Schönheit.

Bei der Entwicklung des Bewusstseins der Zeugin lernt die Zeugin zu sehen, indem sie die Erfahrung erforscht, mit ihrer Sichbewegenden zu verschmelzen, mit ihr in einer dialogischen Beziehung zu sein, und – in Momenten der Gnade – den Segen eines Zustands der Einheit mit ihrer Sichbewegenden zu erleben. In diesem Prozess geht es um das Sehen – zu sehen, was hier in diesem Moment im Innen und im Außen ist. Das Wort *sehen* wird hier benutzt, um wortwörtlich ein Sehen zu beschreiben, und auch ein Zuhören, ein intuitives Spüren.

Wenn die Sehnsucht danach, mit Klarheit zu sehen, ihren Platz in der Praxis des Zeugin-Seins hat, taucht unweigerlich das Entdecken der unzählbaren inneren Hindernisse für einen solchen Wunsch auf. Jetzt widmet sich die Zeugin ganz ihrer Sehnsucht und beginnt eine nicht nachlassende und ausgiebige Erkundung des Unbekannten.

Ihre Innere Zeugin:

Ich sehne mich danach
mich für meine eigene Erfahrung
zu öffnen
mich meiner Erfahrung hinzugeben
aufgrund
deiner Gegenwart
deiner Präsenz
deines Vertrauens.

Ich wünsche mir
dich mit Klarheit zu sehen
und ich habe Angst
dass meine eigene Dichte
stören wird.

Die Geschäftigkeit
meines Verstandes
ist mir unangenehm.
Ich möchte dich nicht bewerten
oder meine eigene Erfahrung
auf dich projizieren.
Möge ich fähig sein
die Mysterien
deines Seins zu würdigen.
Es ist die Gnade
klaren stillen Gewahrseins
nach der ich mich sehne.

Die schweigende Zeugin

Der Mönch ‚versucht zu verstehen',
wenn er eigentlich versuchen sollte zu sehen.
Die geheimnisvollen und verschlüsselten Zen-Sprüche
werden viel einfacher, wenn wir sie im Gesamtzusammenhang von
buddhistischer ‚Achtsamkeit' oder Gewahrsein sehen, was in seiner
elementarsten Form aus dieser ‚bloßen Aufmerksamkeit' besteht,
die einfach sieht, was gerade da ist,
und keinerlei Kommentare,
keinerlei Interpretationen,
keinerlei Beurteilungen,
keinerlei Schlussfolgerungen hinzufügt.
Sie sieht einfach.

D. T. SUZUKI

*

Da bewusstes Sprechen Lernen und Übung erfordert, verpflichtet sich eine Zeugin zunächst aus ganzem Herzen für die Praxis der schweigenden Zeugin, bevor sie die besondere Ehre annimmt, zu einer Sichbewegenden zu sprechen. Das Schweigen schützt die Zeugin vor verfrühter Verantwortung und die Sichbewegende vor der Möglichkeit, unbewusste Rückmeldungen von der Zeugin zu erhalten.

Die schweigende Zeugin erforscht das Wirken ihres eigenen Verstandes auf konzentrierte Art und Weise. Zunächst hat sie die Gelegenheit festzustellen, wie sie ihre Fähigkeit, ihre eigenen Erfahrungen als Sichbewegende zu vergegenwärtigen, auf das Vergegenwärtigen der Bewegungen einer anderen Person überträgt. Als nächstes übt sie das Vergegenwärtigen des Verlaufs der körperlichen Bewegung der anderen in Beziehung zu ihren eigenen damit einhergehenden Erfahrungen von Empfindungen, Gefühlen und Gedanken. Sobald sie sich mit dieser Arbeit wohlfühlt, fügt sie ihre Wahrnehmung darüber hinzu, wie sie sich dem Inhalt ihres inneren Erlebens als Zeugin öffnet. Anfangs kann sie sich oft von Bewertungen, Projektionen und Interpretationen überflutet fühlen. Solche Erfahrungen – natürliche und dynamische Kräfte des Menschseins – werden Geschenke, essentiell wichtige Rufe ihres bewussten Verstandes nach Aufmerksamkeit. Hier ist der Punkt, wo in der Entwicklung dieses Weges durch Supervision ein bestimmter Raum geschaffen wird, um solchen Geschehnissen ganz direkt und reichlich Aufmerksamkeit zu schenken.

Die Form der Praxis der schweigenden Zeugin ist die zweite Triade: eine sprechende Zeugin, eine schweigende Zeugin und eine Sichbewegende. Für die schweigende Zeugin ist die Gelegenheit, eine Sichbewegende und eine sprechende Zeugin zusammen arbeiten zu sehen, von unschätzbarem Wert. Die Sichbewegende kann sich durch die Gegenwart der schweigenden Zeugin unterstützt und gleichzeitig von der erfahrenen sprechenden Zeugin sicher gehalten fühlen. Jede Stunde Arbeit als schweigende Zeugin ruft nach einer weiteren Stunde Supervision mit der Lehrerin, der sprechenden Zeugin. Hier, innerhalb dieses Rahmens, ist der sichere Ort, an dem die schweigende Zeugin ihr Erleben ausdrücken kann. Die Supervisonsarbeit kann einzeln stattfinden oder in einem Gruppensetting mit anderen, die auch der Praxis der schweigenden Zeugin verpflichtet sind.

Beim Weg Authentic Movement ist es die Andere, die Sichbewegende, die reiche, einzigartige und oft herausfordernde Themen bei der Zeugin anregt, Themen, die von der Zeugin anzuschauen sind. Obwohl die Zeugin den spezifischen Inhalt, den sie innerlich erlebt, ansprechen muss, ist der Inhalt selbst weniger wichtig als die Art und Weise, wie sie dazu in Beziehung kommt. Die schweigende Zeugin kann lernen, wie sie ihre Achtsamkeit auf solche Erfahrungen richtet, und lernt dadurch viel über ihr eigenes Wesen, ihre Persönlichkeit und ihre Sehnsucht nach Präsenz.

* * *

Die Frau mit ihrem weißen Tuch, das in ihrer Tasche verstaut ist, nähert sich der Veranda, sie verscheucht dadurch einen Wildvogel von seinem Bad in der Wasserschale gegenüber der Bank. Eine andere Frau kommt an und setzt sich auf die Bank, nachdem sie den Hunden kleine Kekse gegeben hat, und zieht ihre Schuhe aus. Der Flieder blüht. Die Fenster sind geöffnet. Die Steinschale in der Ecke des Raumes ist leer.

Innen ziehe ich einen dritten Stuhl heran und führe die neue Sichbewegende in die Bewegungspraxis ein. Ich bitte sie, ihre physische Bewegung wahrzunehmen und diese in sich nacheinander entwickelnde Bereiche zusammenzufassen. Während sie sich zum Bewegen bereit macht, nimmt sie Blickkontakt mit mir auf und legt ihr schwarzes Tuch locker über ihren Kopf und ihre Schultern. Jetzt sehe ich sie einen längeren Moment lang die schweigende Zeugin anschauen, die in ihr weißes Tuch eingehüllt ist, und dann zum Rand des Teppichs gehen. Zur Leere gewendet schließt sie ihre Augen, während sie sich hinkniet, sie überkreuzt ihre Handgelenke und legt ihre Handflächen flach auf ihre Brust. Jetzt sehe ich sie auf die Bewegungsfläche krabbeln.

Ich sehe die schweigende Zeugin die Sichbewegende anschauen, ihre Hände umfassen dabei fest die Stuhllehnen.

Ihre Innere Zeugin:

Oh nein, du
kniest und ich
möchte am liebsten
weglaufen.
Du betest
ich laufe
es tut mir leid
ich laufe weg
wenn ich dich
beten sehe.
Ich weiß nicht wie
man betet.

Ich kann das nicht tun.
Ich werde nie
meinen Gott finden
niemals.

*

Geschenke der Sichbewegenden an die Zeugin sind reichlich vorhanden, oft weniger offensichtlich im Vergleich zu den Geschenken der Präsenz, die die Zeugin der Sichbewegenden anbieten kann. Während die schweigende Zeugin und ich später in der Supervision miteinander sprechen, erkundet sie die intensiven Gefühle, die auftreten, sobald die Sichbewegende beginnt. Als die Sichbewegende unter ihrem schwarzen Tuch kniet und ihre Hände auf ihrer Brust kreuzt, sieht die schweigende Zeugin eine religiöse Haltung. Sie entdeckt Gefühle von Wut, Verrat und Verwirrung, die ihren Ursprung in ihrer persönlichen Geschichte haben. Unter diesen Gefühlen erhält sie einen flüchtigen Einblick in ihre Sehnsucht nach einer authentischen tiefen Verbundenheit mit dem Göttlichen. Für die schweigende Zeugin gibt es hier in der Supervision Raum, sich in einem sicheren Rahmen all dem zu öffnen, was in ihrem Inneren auftaucht. Eine solche Arbeit wirft neue Fragen zu ihren eigenen Grenzen auf. Sie kehrt zur Praxis der schweigenden Zeugin zurück und fährt mit der Arbeit im Bewegungsraum fort.

Ihre Innere Zeugin:

Ich sehe dich krabbeln
und du krabbelst weiter.
Du krabbelst weiter
ich bekomme Angst
wenn du krabbelst.
Meine Kehle schnürt sich zu.
Du siehst verzweifelt aus.
Du bist verzweifelt.

*

Hier erkundet die schweigende Zeugin ihr Erleben davon, wie sie ihre Sichbewegende bewertet. Eine Bewertung beginnt oft mit dem Gefühl, dass die Sichbewegende schön oder hässlich, glücklich oder traurig, ruhig oder verzweifelt „aussieht". Bewertung kann positiv oder negativ sein. Aber eine solche Information ist selten hilfreich für die Sichbewegende oder die Zeugin. Wenn eine Zeugin das Gefühl hat, dass ihre Sichbewegende verzweifelt ist, muss sie sich anstatt der Aussage „Du bist verzweifelt" oder „Du siehst verzweifelt aus" oder „Ich erlebe dich verzweifelt" vielmehr diese Frage stellen: „Wie fühle ich mich in der Gegenwart von jemandem, den ich als verzweifelt bezeichne?" Sie fühlt sich vielleicht erschöpft, hilflos, erschüttert oder traurig. Als nächstes hört die Zeugin genau zu, wie die Sichbewegende ihre Erfahrung ausdrückt. Wenn die Sichbewegende von ihrer Erschöpfung beim Krabbeln spricht und die Zeugin bemerkt hat, dass sie selbst sich in der Tat erschöpft fühlt, wäre es für sie angemessen, dies mit ihrer Sichbewegenden zu teilen – falls sie eine sprechende Zeugin ist. Wenn sich das emotionale Erleben der Zeugin klar vom Erleben der Sichbewegenden unterscheidet, wäre es im Dienst der Sichbewegenden, dass die sprechende Zeugin ihre eigene emotionale Reaktion in sich hält und nur ihr Vergegenwärtigen des Bewegungsverlaufs als Beitrag anbietet. Für die sprechende Zeugin gibt es einen ganz entscheidenden Unterschied zwischen dem Entdecken ihrer Wahrheit und dem Mitteilen ihrer Wahrheit.

Die schweigende Zeugin kehrt zu ihrer Arbeit im Bewegungsraum zurück.

Ihre Innere Zeugin:

Du musst gerade
jemanden
suchen
der dich hält.
Du bist ganz allein
in diesem Raum.

Ich möchte
dich
halten.
Komm zu mir.

*

Die Vorstellung, dass ihre Sichbewegende gehalten werden möchte, könnte eine unbewusste Projektion ihrer eigenen Gefühle sein. Obwohl bei diesem Weg das Wahrnehmen von Projektionen in der Praxis als Sichbewegende beginnt, wird es beim stillen Sehen als anwesende schweigende Zeugin unübersehbar. Hier nimmt die schweigende Zeugin an, dass ihre eigenen Gefühle, der Wunsch nach körperlichem Kontakt, die Gefühle der Sichbewegenden seien. Anstatt zu sagen „Dies ist meine Projektion“, ermutige ich sie eher dazu, sich zu fragen: „Wie fühle ich mich in der Gegenwart von jemandem, von dem ich glaube, dass er oder sie gehalten werden möchte?“ Die schweigende Zeugin entdeckt, dass sie einen überwältigenden Wunsch danach verspürt, diese Sichbewegende zu halten.

Sie arbeitet weiter.

Ihre Innere Zeugin:

Du bist ein Baby
ein verlassenes Baby.
Du bist hier verlassen worden
allein
verzweifelt
deshalb krabbelst du
schneller und schneller.
Das ist zu schwer
hier zu sitzen
und nichts zu tun.

Wie kann ich dir sagen
dass ich dich nicht
verlassen werde?
Ich werde dich
nicht verlassen.

*

Die schweigende Zeugin bemerkt, dass sie auf dem Hintergrund der Erfahrung ihres eigenen Kindheitstraumas hier unbewusst interpretieren könnte: Das verzweifelte Baby möchte gehalten werden, weil es verlassen worden ist. Genau so, wie sie als Anfängerin beim Sichbewegen mit ihrer Inneren Zeugin verschmolzen war, versteht sie jetzt zu Beginn ihrer Praxis als Zeugin, dass sie mit ihrer Sichbewegenden verschmolzen ist. Die Frage: „Wie fühle ich mich in der Gegenwart von dem, was ich als ein verlassenes Baby sehe?“ bringt die schweigende Zeugin zu einem Verständnis ihres Wunschs, das verlassene Baby in ihrem eigenen Nervensystem, ihrer eigenen Psyche hochzunehmen, zu retten und zu beruhigen. Wenn sie eine sprechende Zeugin wäre und die Sichbewegende nicht davon spricht, sich verlassen zu fühlen, würde sie nicht „Dies ist meine Geschichte“ oder „Das denke ich“ sagen, sondern ihre Erfahrung in sich halten – ein Segen, eine Gelegenheit für sie, nochmals ihre heranreifende bewusste Beziehung zu ihrem eigenen Kindheitstrauma zu erkunden.

Schweigende Zeuginnen entdecken in der Gegenwart einer Sichbewegenden mehr und mehr über sich selbst.

Eine Sichbewegende:

Ich krabble.

Neue schweigende Zeuginnen:

Ich sehe dich krabbeln.
Und du krabbelst weiter
krabbelst weiter.

Ihre Inneren Zeuginnen:

Ich sehe dich krabbeln, und …

… ich sehe ein Bild von meiner Schwester als Baby, wie sie auf mich zu krabbelt. Ich sehe Funken aus violettem Licht um mein Sonnengeflecht herum sprühen. Meine Finger ziehen sich ein, zu meinen Daumen hin. Ich bin rasend vor Wut … Ich musste sie immer hochnehmen und mich um sie kümmern, weil unsere Mutter nicht da war.

oder

… ich höre meinen Vater schreien, etwas, das mich immer verfolgt. Mein Atem wird flach. Es fällt mir schwer, die krabbelnde Sichbewegende direkt anzuschauen. Ich drehe meinen Kopf ein wenig nach rechts und schaue ab und zu aus meinen Augenwinkeln. Der Unfall, als mein jüngerer Bruder über den Rand des Abhangs krabbelte … ich kann nicht hinsehen.

oder

… ich kann nicht still sitzen. Plötzlich fließt meine Energie aus mir heraus, als ob ich schmelzen würde. Deprimiert, schwer und eng muss ich sie anschauen … genau hier vor mir. Ich muss. Ich bin im Begriff etwas zu sehen, das ich nicht sehen möchte.

oder

… ich bin unglaublich traurig. Du suchst etwas, das du verloren hast, etwas Kostbares. Ich denke an meine geliebte Mutter, die so hilflos und verängstigt wird, während sie ihr Gedächtnis verliert, zu früh, zu früh. Tränen steigen in meine Augen.

oder

> *... ich bemerke Spannung in meinem Schulterbereich. Ich fühle mich erschöpft, ungeduldig. Wie kann ich jetzt, hier in diesem Raum, für dich Zeugin sein, wenn ich kaum das Verhalten meiner Tochter kürzlich sehen kann, ihre Verwirrung, ihre Entscheidungen?*

*

Geschichten einer Zeugin gibt es reichlich, aus der Vergangenheit, aus der Gegenwart. Das innerliche Vergegenwärtigen des Verlaufs dieser detailreichen und komplexen Geschichten, die durch die Sichbewegende ausgelöst werden, kann für die Zeugin fruchtbar sein, potentiell heilsam. Aber zu lernen, wie man dieses dichte und spezifische Material in eine bewusste Beziehung zur Erfahrung der Sichbewegenden bringt, ist harte Arbeit. Abweichungen vom Erleben der Sichbewegenden können sehr bedeutungsvoll sein. Während in der Praxis der schweigenden Zeugin diese ganz grundlegenden Unterschiede zwischen dem Erleben der schweigenden Zeugin und dem Erleben der Sichbewegenden im sicheren Rahmen erforscht werden können, wird die Sichbewegende vor den nicht immer liebevollen und freundlichen Gefühlen der Zeugin geschützt, vor allem, wenn die ungelösten psychischen Komplexe der Zeugin angesprochen werden.

Für die Sichbewegende ist ein großer Teil der Erfahrung der Zeugin uninteressant, zu unverarbeitet, zu kompliziert und wird oft als Unterbrechung ihres eigenen Prozesses erlebt. Diese Geschichten sind nur dann hilfreich, wenn sie sich auf das beziehen, was der Sichbewegenden bewusst ist und worüber sie zu sprechen bereit ist. Die Bewertungen, Projektionen und Interpretationen dieser jeweiligen, oben beispielhaft genannten, schweigenden Zeuginnen beziehen sich nicht auf die Worte, die die Sichbewegende nach ihrer Bewegung ausgesprochen hat: „Ich möchte mehr und mehr Raum, in den ich hineinkrabble. Ich möchte, dass mir nichts und niemand im Weg ist, während ich meine Freiheit erforsche, meine Fähigkeit, mich schnell und nah am Boden zu bewegen.“ Im Spüren und dann im Verstehen des Unterschiedes zwischen dem Erleben der Sichbewegenden und ihrem eigenen Erleben wird sich die schweigende Zeugin ihrer Getrenntheit bewusst, ihrer Grenzen, und wird so zu einer dialogischen Beziehung zu ihrer Sichbewegenden geführt.

Wenn sich im Inneren der schweigenden Zeugin mehr Bewusstheit entwickelt, löst sich die Dringlichkeit ihres Erlebens auf, in der Gegenwart eines verzweifelten verlassenen Babys zu sein, das gehalten werden möchte. Wäre sie eine sprechende Zeugin, wäre es jetzt weniger wahrscheinlich, dass sie der Sichbewegenden ihre eigenen Erfahrungen überstülpen würde, da sie diesen mit mehr Klarheit begegnet und sie in eine bewusste Beziehung zum Erleben der Sichbewegenden bringt. Ihre Praxis des In-sich-Haltens, die damit beginnt, dass sie am Rand des Raumes sitzt und sich nicht bewegt, weitet sich in ihr Erforschen des Sprechens hinein aus, wo sie lernt, was sie in sich halten und was sie zur Sprache bringen könnte, wenn sie eine sprechende Zeugin wäre. Für eine bewusste Beziehung braucht es zwei getrennte, eigenständige Wesen.

Ihre Innere Zeugin:

Ich kann deine Erfahrung
nicht kennen.
Ich kann nur
meine eigene kennen
in deiner Gegenwart
aufgrund
deiner Gegenwart.

Das Gewahrwerden der Getrenntheit kann bei der schweigenden Zeugin bald die Wahrnehmung eines Wunsches zur Folge haben, die Arbeit der Sichbewegenden zu verändern. Diese unbewussten oder bewussten Wünsche bieten neue Herausforderungen für die Sehnsucht, einfach im Jetzt präsent zu sein.

Ihre Innere Zeugin:

Ich bin es müde
dich
auf dem Boden herum
krabbeln zu sehen
in Kreisen
in Kreisen.

Ich möchte dass du stoppst
etwas anderes tust
Trost findest
kreativer bist
Töne machst
vorsichtiger bist.
Du könntest leicht
gegen die Steinschale
stoßen.

*

Hier würde die schweigende Zeugin dann Resonanz bei der Sichbewegenden finden, wenn diese über Langeweile sprechen würde oder über eine Suche nach Trost oder über ein frustrierendes Fehlen ihrer eigenen Kreativität oder über einen Wunsch zu tönen oder über eine Angst davor, gegen die Steinschale zu stoßen. Wenn sie eine sprechende Zeugin wäre, könnte sie sich dafür entscheiden, ihre Gefühle mitzuteilen. Wenn sie ihre Gefühle benennt, ist es üblicherweise nicht hilfreich, über deren Ursprung in ihrer eigenen Geschichte oder über ihre damit verbundenen Assoziationen zu sprechen. All dies muss berücksichtigt werden, während sich bei der schweigenden Zeugin die Schulung des feinspürigen Abwägens weiterentwickelt.

Ihre Innere Zeugin:

Wie kann ich
meiner eigenen Erfahrung gegenüber
respektvoll sein
sie nicht verraten
und doch lernen wie
ich sie in mir halte
und
in meiner Sehnsucht
aufrichtig präsent zu sein
nur das ausspreche
was sich verbunden anfühlt
mit dir
nur das ausspreche
was aus liebevoller Güte
entspringt
aus einem Wunsch heraus
Mitgefühl zu erleben
für dich
für mich?

*

Es ist ein Segen, wenn das, was letztendlich ausgesprochen wird, und die Art und Weise, wie es ausgesprochen wird, tatsächlich dazu führen, dass die Sichbewegende sich gesehen fühlt. Hier ist es die Absicht, die Sehnsucht danach, mit Klarheit zu sehen, die eine Zeugin zu einer Herzensentscheidung für Präsenz führt, voll Mitgefühl für sich selbst und für ihre Sichbewegende. Präsenz wird zu einer Tat der Liebe.

Mit Übung und fortschreitender Zeit entscheiden die schweigende Zeugin und ich gemeinsam, wann es für sie angemessen scheint, in die Praxis der sprechenden Zeugin einzusteigen. Die Reife, eine sprechende Zeugin zu werden, hängt für die schweigende Zeugin nicht davon ab, dass Bewertungen, Projektionen und Interpretationen in ihrer inneren Reaktion auf die Arbeit ihrer Sichbewegenden fehlen. Sie hängt vielmehr von der Beziehung der schweigenden Zeugin zu ihrer wachsenden Bewusstheit über diese Phänomene ab. Auf dem spezifischen Weg einer heranreifenden Praxis als Zeugin verpflichtet sich jede Einzelne weiterhin zur Praxis als Sichbewegende.

DIE SPRECHENDE ZEUGIN

Somit wird der Suchende beginnen, zwischen den Dingen zu unterscheiden, die seine Sicht beeinträchtigen, und jenen, die sie klären; und so würde seine „Moral“ dann im wesentlichen aussehen.

SATPREM

*

Die Praxis als Sichbewegende wird sowohl von der Sichbewegenden als auch von der Zeugin zunehmend als Ritual erlebt. Das Kissen verlassen, zum Rand des Teppichs kommen, Blickkontakt aufnehmen, in die Leere hinein schauen, die Augen schließen, sich bewegen, die Augen öffnen, Blickkontakt aufnehmen, zum Kissen zurückkehren – die klare und begrenzte Form kennzeichnet das, was zu einem rituellen Raum wird. Derartige äußere Klarheit der Begrenzung gebiert neue Erfahrungen von innerer Freiheit, sich so zu bewegen, wie man es muss, und dabei werden die einzigartigen und hochgradig geordneten Rituale der inneren Welt der Sichbewegenden aufgespürt. Gemeinsames Sprechen und Zuhören nach der Bewegung bewirkt eine Fortführung des Rituals, ein ganz ähnliches Gefühl erhöhter Bewusstheit für all das, was sich danach sehnt, in eine Form zu kommen, jetzt in Worte zu kommen.

Ausgehend von ihrem Erforschen und Lernen als schweigende Zeugin nähert sich die neue sprechende Zeugin der Verantwortung, sich nicht nur zu verpflichten, präsent zu sein, während sie ihre Sichbewegende arbeiten sieht, sondern sich auch dazu zu verpflichten, danach präsent zu sein, wenn sie dann ganz konkret mit ihr spricht. Bei der Schulung des feinspürigen Abwägens schließt das Auswählen dessen, was die Zeugin sagt und was sie nicht sagt, ihre Bewusstheit für die Zeitdauer ihrer Zusammenarbeit mit ein, das

Gefühl von Vertrauen zwischen ihnen und den jeweiligen Inhalt der Arbeit der Sichbewegenden. Manchmal ist die Zeugin sich über ihr Erleben im Klaren, während sie ihre Sichbewegende arbeiten sieht, aber dann, nachdem sie die Sichbewegende sprechen hört, wird sie an andere Aspekte ihres Erlebens als Zeugin erinnert, derer sie sich nicht so bewusst gewesen war. Manchmal ist sie noch nicht so weit, feinfühlig über irgendeinen Aspekt ihres inneren Erlebens zu sprechen. Das Benennen der physischen Bewegung bestätigt immer, ausnahmslos, das Vorhandensein und den Großmut ihrer Präsenz als Zeugin.

Genau so wie es einigen neuen Sichbewegenden mit dem Üben des Vergegenwärtigens des Bewegungsverlaufs ergeht, können einige neue sprechende Zeuginnen das Bedürfnis danach haben, alles zu benennen, jede Einzelheit, und sich in die Reihenfolge zu vertiefen, um die Herausforderung des Vergegenwärtigens des Verlaufs zu kennen. In kontinuierlicher Supervision kann die sprechende Zeugin lernen, wie sie ein Gleichgewicht herstellt zwischen dem Sprechen über feine Einzelheiten und dem Wissen, dass zu viel zu bestimmten Zeiten für ihre Sichbewegende langwierig werden kann, und sie damit in der Zeit, in der sie miteinander sprechen, weniger mit deren voller Aufmerksamkeit verbunden ist.

Genauso wie es einigen neuen Sichbewegenden ergeht, führt bei einigen neuen sprechenden Zeuginnen die Absicht, sich später daran zu erinnern, was die Sichbewegende jetzt tut und was sie selbst innerlich als Reaktion darauf erlebt, zu einer Unbeholfenheit, als ob sie davon abgelenkt würde, präsent zu sein. Wie in der Praxis als Sichbewegende öffnen jedoch das Erinnern und das nachfolgende Sprechen von ihrem Erleben die Zeugin für eine Beziehung zu dem, was in ihr geschieht, und führen zu einer erweiterten Bewusstheit darüber. Sobald es einmal bewusst ist, kann es integriert werden. Die Integration erlöst sie von der Anstrengung des Erinnerns in den Momenten des Zeugin-Seins.

Es gibt für eine Zeugin vieles zu bedenken. Durch das Beschreiben zahlreicher Grenzen ist die Zeugin diejenige, die vorrangig die Entfaltung einer Sitzung lenkt. Sie sorgt für die Klarheit, die Sicherheit und die Schönheit der Ausstrahlung des physischen Raumes. Sie behält die Uhr im Blick und hält damit die Aufmerksamkeit für die bewusste Zeit aufrecht. Sie ist für ihre eigene psychische Sicherheit sowie für eine Achtsamkeit für die Sicherheit ihrer Sichbewegenden verantwortlich. Es kann Zeiten geben, in denen die Zeugin keine Verbindung zu ihrer Sichbewegenden spüren kann. In solchen Momenten bemerkt sie vielleicht eine instinktive Wachsamkeit oder dass sie, um präsent zu sein, doppelt so schwer arbeitet, für sich selbst und für ihre Sichbewegende. Für eine Zeugin kann das Fehlen ihres Sicherheitsgefühls ein Hinweis auf eine solche Unterbrechung der Verbindung sein, und sie muss die Sichbewegende zurückrufen, sodass diese ihre Augen öffnet und zu ihrem Kissen zurückkehrt. Gemeinsames Sprechen klärt sowohl das Erleben der Sichbewegenden als auch das der Zeugin. Unabhängig vom Erleben der Sichbewegenden kann die Zeugin keine offene Präsenz anbieten, wenn sie selbst sich nicht sicher fühlt.

Die Beziehung der Zeugin zum Leiden, ihre Fähigkeit, ihrem eigenen Leiden eine hinreichend mitfühlende Präsenz entgegenzubringen, kennzeichnet auf geheimnisvolle Weise die Grenzen der Arbeit der Sichbewegenden. Eine Sichbewegende kann nur dann sicher an einer Schwelle des Offenlegens arbeiten, wenn sie intuitiv weiß, dass ihre Zeugin sogar dieses halten kann. Die Leidenserfahrungen der Zeugin müssen nicht notwendigerweise den gleichen Inhalt umfassen wie das, was ihre Sichbewegende erkundet. Die Sichbewegende muss jedoch bei der Entscheidung, ob sie in ihr Leiden hinabsteigt, irgendwie wissen, ob ihre Zeugin fähig ist, eine Qualität dieser Dunkelheit zu umfassen. Eine Zeugin kann den Unterschied zwischen einer empathischen und einer mitfühlenden Achtsamkeit in der Gegenwart von Leiden entdecken. Eine mitfühlende Zeugin erkennt das an, was ist, sie bleibt frei und erwartet nichts. Sie fühlt sich vollkommen verbunden mit ihrer Sichbewegenden und kann in einen Raum gelangen, in dem sie selbst nicht leidet, auch wenn sie sich in der Gegenwart von Leiden befindet. Zu lernen, mit Klarheit aus einem solchen Ort heraus zu sprechen, ist ein Segen.

* * *

Unter der Mittagssonne tauchen zwei Frauen gleichzeitig auf, sie lassen ihre Schuhe und einen großen Strohhut an der Tür des Bewegungsraumes. Wir drei haben uns seit vielen Monaten getroffen. Die Frau mit dem weißen Tuch, die aus ihrem Eintauchen in die Praxis als schweigende Zeugin kommt, ist die neue sprechende Zeugin. Die Sichbewegende hat aufgrund ihrer vorherigen Schulung in einem anderen Übungsweg schnell die Fähigkeit entwickelt, den Verlauf ihrer physischen Bewegung und ihres inneren Erlebens zu vergegenwärtigen. Da diese Fähigkeit sich integriert, ist ein detailliertes Vergegenwärtigen des Verlaufs in dieser Dyade vor allem dann für die Sichbewegende von Nutzen, wenn sie von neuen Inhalten umgeben ist, die Frustration, Chaos, Angst oder Ehrfurcht hervorbringen können.

Nachdem wir zusammen eine Kanne Tee getrunken haben, zieht die Sichbewegende ihre roten Wollsocken an, die sie immer trägt, wenn sie sich bewegt. Sie nimmt zu jeder von uns beiden Blickkontakt auf, geht zum Rand des Teppichs, wartet erst und tritt jetzt ein, sie streicht mit ihren Händen in einer rhythmischen Bewegung ihren Rücken hinunter. Ich nehme das Gurren der Tauben wahr, das Nachmittagslicht, das die Steinschale erfüllt, die eine Fliederblüte, die nie geschnitten wurde, die Blütenblätter dunkel und steif.

Ich bemerke die bloßen Füße der Frau mit dem weißen Tuch, während sie direkt auf den Teppich aufgesetzt werden, ihre Beine sind geöffnet, ihre Knie gebeugt. Ich bin plötzlich von ihrer Wachheit beeindruckt, wie sie dort auf ihrem Kissen sitzt, ihren Fokus aufmerksam auf ihre Sichbewegende gerichtet. Sie ist hier, mit der Absicht, präsent zu sein.

Ihre Innere Zeugin:

Wenn ich deine Augen sehe
erinnere ich
gestern
mit meinem Bruder
seine Augen
als er von seiner Frau

gesprochen hat.
Du wartest und wartest
und trittst jetzt ein
mit den Fersen zuerst.
Ich erinnere
seine Augen.

Ich sehe deine Hände
deinen Rücken
hinunter streichen
während du dich
auf die Mitte zu bewegst.
Ich erinnere mich
plötzlich daran
dass ich morgen
die lange Fahrt
zurück
zu meinem Bruder
machen muss.

Ich sehe dich anhalten
wieder warten.
Ich muss mich konzentrieren
hier sein
für dich
mit dir.
Jetzt sehe ich dich
rückwärts gehen
das hilft mir
anwesend zu sein.
Ich liebe es immer
rückwärts zu gehen.

Zwanzig Minuten sind vergangen und ich sehe die Sichbewegende ihre Augen öffnen und Blickkontakt mit ihrer Zeugin und mit mir aufnehmen. Sie kehrt zu ihrem Kissen zurück und ist eine paar Minuten still, bevor sie anfängt zu sprechen:

> Ich warte in der Gegenwart der Leere, mit einer Hand auf meinem Bauch und einer Hand auf meinem Herzen, ich trete ein. Ich streiche, ich wiege mich zur Mitte, warte in Stille, ein Ziehen nach links und ich wiege mich um meinen fest auf den Boden aufgesetzten Fuß herum. Ein weiteres Ziehen nach links, immer noch wiegend, öffnet sich mein Mund. Ich möchte sprechen und kann nicht. Ich gehe rückwärts und halte plötzlich wieder an. Ich brauche Blickkontakt und drehe mich zu dir um, ich öffne meine Augen, dankbar für deine Präsenz.

Die Zeugin antwortet mit einem warmen Lächeln auf das kurze Markieren der Bereiche, einem nach dem anderen. Die Sichbewegende fährt fort:

> Ich muss mich für einige Bereiche entscheiden, über die ich spreche, denn sie sind nicht so klar. Nach dem Blickkontakt stehe ich eine Zeit lang am Rand des Teppichs, weil ich die Leere anschauen muss, als ob ich in sie hineinschauen muss. Meine Beine zittern ein klein wenig – wahrscheinlich kannst du dies nicht sehen – und mein Bauch ist angespannt. Während ich hineintrete und mit meinen Handrücken meinen Rücken hinunter streiche, werde ich durch das Gefühl von meinen Fersen, die als erstes aufkommen, und durch den sanften Rhythmus, der sich zeigt, beruhigt.
>
> Während mein Kopf nach links gezogen wird und ich mich um mich selbst drehe, spüre ich einen Ansturm von rasend schnellen Empfindungen, die aus meinem Becken aufsteigen. Der Bereich um meine Nase und meine Augen fängt an zu kribbeln. Ich habe zwei Erfahrungen gleichzeitig: Ich merke, dass ich kein Taschentuch in meinen Taschen habe, und ich erhasche einen flüchtigen Blick auf eine kleine Decke, in sanften Farbtönen, die links von meinem Kopf durch den Raum schwebt. Ich erlebe einen scharfen und unerträglichen Schmerz

in meinem Herzen. Ich muss rückwärtsgehen. Dieses Gehen in den Raum hinter mir muss genau so sein. Ich muss das tun.

Die sprechende Zeugin antwortet:

Ich sehe dich zum Teppich gehen und warten, eine Hand auf deinem Bauch, eine Hand auf deinem Herzen. Ich nehme das Zittern deiner Beine nicht wahr, aber ich bemerke, dass mein Bauch angespannt ist. Diese Empfindung entspannt sich, während du dich in den Raum hinein wiegst, mit den Fersen zuerst. Der Rhythmus rührt etwas in mir an, öffnet mich für eine unmittelbare und sehr lebendige Erinnerung an meinen kleinen Sohn, der an einem leeren Strand spielt. Ich setze mich aufrechter hin während ich sehe …

Ich spüre Angst, wenn ich dich von deinem kleinen Sohn sprechen höre. Wenn ich dies jetzt sage, kommt das Zittern wieder, das ich anfangs gespürt habe. Ich weiß nicht. Ich muss mich wieder bewegen.

Während ich eine Kerze anzünde, um auf die Veränderung der Stimmung einzugehen, treffen meine Augen die der Sichbewegenden. Die sprechende Zeugin glättet die Fäden ihres Tuches mit ihren Fingern, nimmt jetzt Blickkontakt mit der Sichbewegenden auf und trinkt dann einen Schluck Tee.

Ihre Innere Zeugin:

Unsere Augen treffen sich.
Vielleicht hätte ich
nicht von meinem Sohn
sprechen sollen.
Ich spüre eine Panikwelle
nicht wissend
was ich getan habe.
Wenn du mich
diesmal anschaust
habe ich das Gefühl
dass ich um Hilfe gebeten werde.

> *Mehr Panik.*
> *Wie werde ich wissen*
> *wie?*
>
> *Ich konzentriere mich*
> *auf meine eigene Atmung*
> *wehre dabei*
> *etwas Angst ab.*
> *Dies ist ein Moment*
> *der Schwebe*
> *des Vertrauens*
> *des vollständigen Nicht-Wissens.*

Die Sichbewegende krabbelt zum Rand des Teppichs und setzt sich mit gekreuzten Beinen hin, ihre Hände in ihrem Schoß, ihr Kopf leicht nach links geneigt. Sie sitzt zehn Minuten lang dort, öffnet ihre Augen und dreht sich um, um mit jeder von uns Blickkontakt aufzunehmen. Jetzt krabbelt sie zurück und sitzt in der gleichen Haltung mit gekreuzten Beinen bei uns. Nach Warten und weiterem Warten sagt sie zu ihrer sprechenden Zeugin:

> Während wir am Anfang Blickkontakt aufnehmen, fühle ich solche Sehnsucht, solche Hilflosigkeit. Bald sitze ich am Rand, ich warte, ich fühle mich sehr weinerlich. Ich spüre meine Daumen, die in meinem Schoß umeinander kreisen. Mein Fokus wird sehr von der unbegreiflichen Art dieser Bewegung eingenommen. Ich denke, ich werde sie vielleicht ewig machen.
>
> Beim Neigen meines Kopfes nach links verschwinden meine Daumen. Ein trübes unklares Feld umgibt mich. Ich sehe nichts, keine Formen, keine Bewegung, nichts. Einen Augenblick lang frage ich mich, ob ich existiere. Ich weiß nicht warum, aber ich spüre Angst. Ich habe Angst, dass nichts passieren wird. Ich habe Angst, dass etwas passieren wird. Ich habe Angst, dass ihr beiden seht, wie ich auseinanderfalle, die Kontrolle verliere. Ich habe Angst vor dem Tod. In meinem Inneren höre ich plötzlich eine Stimme die sagt „höre jetzt auf". Sowohl er-

leichtert als auch enttäuscht krabble ich zurück zu dir und spüre ein Vertrauen in deiner Gegenwart, in deiner Präsenz.

Später in der Supervision spricht die Zeugin mit mir über ihre Arbeit im Bewegungsraum, über diese Sitzung mit dieser Sichbewegenden. Wir blicken nochmals auf ihre Erfahrungen zurück, und auch auf ihr Gefühl zu dem, was sie gesagt hat. Sie spricht von Schuldgefühlen, als ihre Sorgen über ihren Bruder sie ablenkten. Sie erzählt mir von ihren Befürchtungen, weil sie ihre Erinnerung an ihren eigenen Sohn erwähnte, und von ihrer Angst, nicht zu wissen, ob sie wirklich hilfreich sein konnte.

Jetzt, in der Gegenwart ihrer Sichbewegenden, spricht sie überhaupt nichts hiervon an, sondern bleibt so nah an den Details der Worte ihrer Sichbewegenden, wie sie kann. Hier antwortet sie, indem sie sorgfältig auswählt, was sie aus der Wahrhaftigkeit ihres eigenen Erlebens dieser letzten zehn Minuten heraus sagt. Dabei nutzt sie die Worte ihrer Sichbewegenden als Hinweise, als Orte, um ihr eigenes Gefühl der Verbindung mir ihr deutlich zu machen:

Wenn du zum Rand des Teppichs krabbelst, atme ich ganz nach unten in mein Becken hinein. Dort ist es, wo ich ein feines, aber klares Zusammenziehen in meinem Becken bemerke. Jetzt sehe ich deine Hände in deinem Schoß, deine Daumen kreisen und die Zeit öffnet sich. Ich bin voll Erstaunen über diese kleine sich wiederholende Bewegung deiner beiden Daumen. Ja, diese Bewegung fühlt sich auch für mich ungreifbar an, vor allem inmitten des ungeheuren Ausmaßes dieses Raumes und seiner Leere, die sich vor uns abzeichnet. Während dein Kopf sich neigt, fühle ich, dass es genug Zeit gibt, genug Raum.

Dieser Dialog entfaltet sich weiter, wird immer tiefer, und es ist Zeit, zum Ende zu kommen. Ich schaue den beiden Frauen zu, wie sie zusammen den Ziegelsteinweg hinuntergehen, ruhig sprechend, kurz bei der neuen Salbeipflanze anhaltend. Ich werde daran erinnert, den Bewegungsraum mit Salbei zu räuchern, bevor die nächste Sichbewegende ankommt. Ich finde getrocknete Blätter des alten, verwilderten Salbeistrauchs direkt hier draußen hinter der Veranda. Ich lege sie in die kleine Steinschale, die aus einem Stück Marmor gemacht ist, das vom Herausarbeiten der großen Schale in der Ecke stammt. Ich bringe Feuer in dieses Gefäß und gehe langsam den Kreis des Raumes entlang, ich beginne hier bei meinem Kissen und komme hier zum Ende. Möge dieser Raum voll Klarheit werden, erneut offen, geöffnet, für die Energie, die als nächstes hereinkommt, welche auch immer.

* * *

Zeit vergeht. Ich sehe die Sichbewegende den Weg herauf gehen, sich umdrehen, um zur Taube zu sprechen, die so gerne auf dem Rand des Wassernapfes der Hunde sitzt. In jeder ihrer hinteren Hosentaschen steckt eine rote Socke. Die Taube folgt ihr zur Veranda meines Bewegungsraumes und setzt sich auf die Armlehne der Bank. Während die Sichbewegende hereinkommt und ihre Socken aus ihren Taschen und über ihre Füße zieht, kommt die Frau mit dem weißen Tuch und wir fangen an. Nach fünfunddreißig Minuten Bewegen und Zeugin-Sein benennt die Sichbewegende zuerst die Bereiche und spricht jetzt im Detail:

> Das bloße Stehen in der Gegenwart der Leere öffnet mich, öffnet mich für zittrige Beine, für einen sich anspannenden Bauch, für Angst. Mein Mund ist plötzlich trocken, mein Herz schlägt heftig. Mein Mund geht immer auf und dann wieder zu. In meiner oberen Brust baut sich Druck auf, nasser Sand, der nach oben drückt, aber ich habe nichts zu sagen. Ich fühle mich hilflos, während ich mich umdrehe und rückwärts in den Raum gehe, mit den Zehen zuerst. Es gibt kein Wiegen, keinen sanften Rhythmus. Ich gehe rückwärts. Es gibt absolut nichts anderes zu tun. Ich gehe rückwärts, langsam.
>
> Hier, genau in diesem Moment, halte ich an und drehe mich um, komme einfach an, hinein in den Raum hinter mir. Hier sehe ich so klar mein totgeborenes Baby vor acht Jahren. Ich weine und flüstere zu ihm. Keiner darf hören was ich sage, außer ihm. Ich nehme ihn zö-

gernd hoch, lasse meine Augen nicht von ihm und stehe einfach da, nicht wissend. Mein Kopf dreht sich nach links und ein Schrei bricht aus mir heraus, den ich noch nie zuvor gehört habe, ein einzelner Ton.

Ich halte mein Baby immer noch und fange an, tiefer in den Raum hinter mir zu gehen, in diesen Raum, in dem ich ihn gefunden habe. Während ich rückwärtsgehe, gehört er immer noch mir. Ich behalte ihn. Wie schwebend, eigentlich ausgedehnt, gehe ich in ein anderes Reich, wo alles durchscheinend ist. Das nächste was ich weiß ist, dass ich an der Steinschale bin, zitternd, während ich mich nach unten beuge. Ich horche und warte. Dann lege ich ihn in die Schale, decke ihn mit der kleinen Decke aus meiner Vorstellung zu, ich erschaffe ein Beerdigungsritual, das nie stattgefunden hat. Ich bin erschüttert. Ich öffne meine Augen und sehe die Leere in der Schale. Ich stehe auf und komme zu dir zurück, sehe deine feuchten Augen, sehe dich mit Dankbarkeit.

Die Sichbewegende und die Zeugin sind miteinander lange still. Die Zeugin berührt die Hand ihrer Sichbewegenden, während sie ihr Erleben vom letzten Teil der Arbeit der Sichbewegenden in Worte fasst:

Ich sehe deine Lippen sich bewegen, während du dich vornüber beugst und ein Bündel hochhebst. Jetzt sehe ich, dass das Bündel ein Baby ist. Ich weiß, dass ich nicht hören soll, was du sagst. Ich frage mich sogar, ob ich auch nicht sehen soll, vielleicht wegschauen soll, weil ich einen ganz intimen Moment sehe. Aber ich entscheide mich dafür, hinzusehen, und ich sehe dich jetzt klar zu diesem Wesen sprechen, Worte, die ich nicht kenne oder nicht kennen muss. Jetzt sehe ich dich mit einem Säugling stehen und eine Welle großer Trauer ergießt sich über mich.

Während du rückwärts gehst und dieses Baby trägst, bin ich auch wie schwebend. Ich dehne mich auch aus, während ich im Raum umherschaue, meine Augen machen die Festigkeit der Wände deutlich, der Fenster, des Bodens und der Steinschale. Gleichzeitig erlebe ich all diese Formen als durchscheinend. Eine Ruhe legt sich über mich. Jetzt hältst du an der Schale an und legst dein Baby hinein. Erst hier, in diesem Augenblick, weiß ich, dass das Baby tot ist. Du deckst ihn zu und mein ganzer Körper entspannt sich. Ein notwendiges Ritual vollzieht sich. Ich habe die Ehre, diese Vollendung zu sehen, dich willkommen zu heißen, hierher zurück, jetzt hier mit dir zu sein. Ich höre die Tauben rufen.

Wir drei sprechen noch eine Weile lang ruhig miteinander und es wird Zeit, sich für diesmal zu verabschieden. Während die Frauen weggehen, merke ich, dass ich zum Fliederbusch hier draußen vor dem Fenster gehen muss. Ich finde die Schere und schneide die eine Blüte mit den dunklen steifen Blütenblättern ab, lasse sie auf den Boden fallen, bringe Ordnung in mein Universum.

*

Nicht nur Bewertung, Projektion und Interpretation müssen bei der Schulung des Bewusstseins der Zeugin verstanden werden. Das Reich der Intuition, ein machtvoller wirksamer Ort in der menschlichen Erfahrung, muss respektvoll angesprochen werden, insbesondere bei Menschen, die wie diese sprechende Zeugin eine starke natürliche Begabung dafür haben. Bevor eine Zeugin im Vergegenwärtigen des Verlaufs ihres Erlebens von Empfindungen, Gefühlen und Gedanken sehr geübt ist, ist sie meist nicht dafür vorbereitet, klares intuitives Wissen zu erkennen, im Unterschied zu projektiven Phänomenen, unverbundenen Gedächtnisinhalten oder nicht-verankerten Bruchstücken energetischer Phänomene. Eine länger andauernde Herzensverpflichtung für das Üben, diejenigen Erfahrungen zu klären, die auf psychischen Komplexen beruhen, kommt üblicherweise zuerst, bevor intuitive Erfahrung mit einer Sichbewegenden geteilt wird. Es scheint für eine Zeugin nicht hilfreich, nicht respektvoll oder manchmal nicht einmal sicher, mit ihrer Sichbewegenden in dem Sinne zu sprechen, dass sie über die Sichbewegende etwas „weiß“, was dieser noch nicht bewusst ist. Die bewusste Zeugin würde sich dafür entscheiden, ihre intuitive Erfahrung in sich zu halten und zu warten, bis die Sichbewegende bereit ist, es anzusprechen. Hier hat die Zeugin das Gefühl, das Erleben der Sichbewegenden intuitiv zu kennen:

Die Sichbewegende:

> Ich weine und flüstere zu ihm. Keiner darf hören was ich sage, außer ihm.

Die Zeugin:

> *Ich weiß, dass ich nicht hören soll, was du sagst. Ich frage mich sogar, ob ich auch nicht sehen soll, vielleicht wegschauen soll, weil ich einen ganz intimen Moment sehe.*

Die Zeugin ist intuitiv in Resonanz mit dem, was die Sichbewegende tut, und bietet ihren Beitrag als Zeugin an, da die Sichbewegende diesen Moment und seine Qualität als Erste angesprochen hat. In dieser Situation hat die Zeugin eine intuitive Erfahrung in Beziehung zur Arbeit der Sichbewegenden, aber sie selbst erlebt nicht dasselbe. Sie ist nicht *in* dem intimen Moment; sie überlegt sogar, ob sie wegschauen soll. Hier ist sie nicht in einem Zustand der Einheit mit ihrer Sichbewegenden.

Wenn eine Zeugin in einem Zustand der Einheit ist, weiß sie ganz bewusst vom Erleben der Sichbewegenden, weil es auch ihr Erleben im selben Moment ist. Sie ist nicht verschmolzen mit der Sichbewegenden, denn sie ist vollkommen präsent, bewusst über das, was die Sichbewegende tut, und über ihre eigene Erfahrung als Reaktion darauf. Die Zeugin ist nicht in einem dialogischen Zustand mit ihrer Sichbewegenden, denn sie weiß um eine direkte Erfahrung von Ganzheit, von Nicht-Dualität. In einem Zustand der Einheit sind ihre Grenzen durchlässig, während sie ganz bewusst sich selbst und ihre Sichbewegende als gleich erlebt, nicht mehr als zwei getrennte Wesen. Diese Art des Wissens, die erklärtermaßen Intuition beinhaltet, kann sich in einer Erfahrung von klarem Sehen offenbaren, einem Sehen ohne die Dichte von Gefühlen oder Gedanken. Hier sprechen beide, die Sichbewegende und die Zeugin, davon, in einem Zustand der Einheit zu sein:

Die Sichbewegende:

> Wie schwebend, eigentlich ausgedehnt, gehe ich in ein anderes Reich, wo alles durchscheinend ist.

Die Zeugin:

> *Während du rückwärts gehst und dieses Baby trägst, bin ich auch wie schwebend. Ich dehne mich auch aus, während ich im Raum umherschaue, meine Augen machen die Festigkeit der Wände deutlich, der Fenster, des Bodens und der Steinschale. Gleichzeitig erlebe ich all diese Formen als durchscheinend.*

Hier haben sowohl die Sichbewegende als auch die Zeugin dasselbe energetische Feld betreten, dieselbe Welt, mit einer spezifischen Qualität, erfüllt von einem Erleben von zeitlosem und endlosem Raum. Derartiges Erleben energetischer Phänomene kann vom Erleben sensorischer oder emotionaler Energie, die auf die persönliche Lebensgeschichte bezogen ist, unterschieden werden – dort beschreibt die Person das Gegenteil, ein Eintreten in einen bestimmten Ort, der keinen Raum darum herum oder außerhalb davon hat. Von einer dialogischen Erfahrung kann eine Erfahrung der Einheit durchweg dadurch unterschieden werden, dass hier das Individuum, das nicht mehr mit der persönlichen Geschichte identifiziert ist, nicht mehr in Beziehung zu Raum und Zeit ist.

Der kollektive Körper

Kollektives Bewusstsein entwickeln

Alles Leiden, ohne Unterschied, ist herrenlos; …
Warum also sollte der Körper eines anderen
nicht als mein eigener aufgefasst werden? …
Wer auch immer sich wünscht,
sich selbst und einen anderen schnell zu retten,
sollte sich im höchsten Geheimnis üben:
dem Austauschen von selbst und anderem.

SHANTIVEDA

Dem Kreis näherkommen

Die Farben von Tulpen und Rosen sind nicht dieselben,
doch in jeder stimmen wir dem einen Frühling zu.

GHALIB

*

Zeit, die vergeht, beständiges Üben, dem wir uns verpflichten, harte Arbeit und Gnade bereiten uns darauf vor, den Kreis zu erweitern. Der Übungsweg öffnet sich von der Dyade zur Triade zum Quartett. Kleine Gruppen bilden sich in organischer Weise, wie Familien, während die Sehnsucht zum Vorschein kommt, Teil von etwas zu sein, das größer ist als man selbst. Sich von der Grundform der Praxis in der Dyade weiterzubewegen bedeutet nicht, dass das Bedürfnis, von einer anderen gesehen zu werden, nicht mehr da ist. Es bedeutet, dass wir uns dieser Sehnsucht bewusster werden, dass wir fähiger werden, in einer dialogischen Beziehung zu ihr zu sein. Der persönliche Körper und der kollektive Körper überlagern sich, sie werden wechselseitig voneinander abhängig, während wir lernen, uns selbst als Teile eines Ganzen zu verstehen.

Verschiedene Konstellationen, aus unterschiedlich vielen Sichbewegenden und Zeuginnen zusammengestellt, geben zum einen der Praxis mehr Tiefe und bereiten zum anderen die Teilnehmerinnen direkt darauf vor, in die Arbeit mit dem kollektiven Körper einzusteigen. Wenn eine Zeugin mit mehr als einer Sichbewegenden arbeitet, vervielfachen sich die Anregungen von außen und erfordern mehr Bewusstheit für die wachsende Komplexität ihrer eigenen inneren Erfahrung. Sie vergegenwärtigt sowohl die Verläufe verschiedener und gleichzeitig ablaufender Bewegungsreihen von anderen als auch den Verlauf ihres eigenen Erlebens, und strebt eine bewusste Beziehung zu all diesen an. Für die Zeugin ist es selbstverständlich, sich zu bemühen, alle Sichbewegenden in gleichem Maße zu sehen. Wenn es Zeit zum gemeinsamen Sprechen ist, muss die Zeugin das Gespräch so lenken, dass es für jede Sichbewegende Zeit und Raum gibt, ihre eigene Arbeit und ihre Arbeit in Bezug zu anderen Sichbewegenden in Worten auszudrücken sowie die Beiträge der Zeuginnen zu erhalten.

Während Zeuginnen lernen, mit mehreren Sichbewegenden auf einmal zu arbeiten, wächst die Anzahl der Sichbewegenden-Zeuginnen, sie werden zu einem sich bewegenden Körper. Als Mitglieder eines sich bewegenden Körpers können Sichbewegende Freude in der Gemeinschaft und in der Zugehörigkeit erleben. Sie können auch Konkurrenz, Eifersucht oder Angst vor Zurückweisung erleben. Da es mehr als nur eine andere Sichbewegende gibt, erkennt sie mit geschlossenen Augen vielleicht nicht wirklich, wer die andere Sichbewegende ist, der sie begegnet, wodurch sie frei wird für die Möglichkeit, eine klarere Projektionsfläche für internalisierte Rollenfiguren zu haben.

Wenn eine Sichbewegende mit mehr als einer Zeugin arbeitet, kann sie die Unterschiede und Gemeinsamkeiten dessen erfahren, was ihr als Zeuginnenbeitrag angeboten wird, und wie dies formuliert ist. Bei dieser Arbeitsform kann die Sichbewegende ihre Erfahrungen von Eltern, Geschwistern oder anderen Bezugspersonen in ihrem Leben auf zwei oder drei Zeuginnen projizieren. Sie kann ihre Projektionen bei einer solchen Arbeitsform auf sichere Weise verkörpern, indem sie der Gegenwart und Präsenz von mehr als einer Zeugin erlaubt, ihre Arbeit zu beeinflussen.

Während Sichbewegende lernen, mit einer wachsenden Zahl von Zeuginnen zu arbeiten, erfährt jede Zeugin, wie sich der Zeuginnenkreis ausdehnt. Wenn die Anzahl der Zeuginnen steigt, können diese sowohl unangenehme Gefühle erleben, wie Konkurrenz oder Angst missverstanden zu werden, als auch eine tiefe Erleichterung darüber, sich nicht allein verantwortlich dafür fühlen zu müssen, all das zu sehen und in Worten auszudrücken, was gesehen werden könnte. Freiheit beginnt zum Vorschein zu kommen, während jede sich durch die Präsenz der anderen begleitet fühlt. Sie können gegenseitig von der Erfahrung lernen, die eine jede von derselben Sichbewegenden hat, und davon, wie solch eine Erfahrung in Worten ausgedrückt wird.

Während die Familie von Sichbewegenden und Zeuginnen wächst, öffnet sich die Innere Zeugin in jeder Person dafür, die äußere Anwesenheit weiterer Persönlichkeiten mit einzuschließen, was mehr Achtsamkeit erfordert für innere Erfahrungsschichten, die sich miteinander vermischen und nebeneinander bestehen. Jetzt macht die Arbeit in kleinen Gruppen die Erfahrung des Sehens und Gesehenwerdens sowohl komplizierter als auch klarer, und bereichert das Potential, bewusst das zu verkörpern, was bereit ist, dem Wissen zugänglich zu werden.

* * *

Vier Frauen unter zwei Regenschirmen kommen an. Die Kerze brennt, seit ich den Boden im Bewegungsraum in der frühen Dämmerung gefegt habe. Das Taubenhaus ist sicher umhüllt, um die Vögel trocken zu halten. Das Ausbleiben ihres Rufes ist erfüllt vom Geräusch des Regens, der gegen die vielen Fenster hier fällt. Wir sitzen auf dem Teppich und trinken Tee, während ich die neuen Leitlinien für die Arbeit erkläre, die wir an diesem Morgen tun werden.

Der Anfang einer Bewegungsrunde wird nicht mehr durch meine Stimme, einem Symbol für die persönliche Präsenz einer Zeugin, deutlich gemacht. Stattdessen schlage ich eine kleine Klangschale einmal an, das Gefäß und der Ton werden zu einem Symbol für etwas Nicht-Persönliches, das uns mit einem größeren Ganzen verbindet. Den Zeuginnen steht jetzt mehr Freiheit zur Verfügung, da sie bewusst wählen können, ob sie aufstehen und dabei erforschen möchten, wie eine unterschiedliche visuelle Ebene ihre eigene Konzentration oder die Konzentration anderer Zeuginnen unterstützen oder stören könnte.

Heute beginnen wir eine Runde aus zwei Zeuginnen und zwei Sichbewegenden. Die Zeuginnen sind die Frau mit dem weißen Tuch und die Frau mit den roten Socken. Die Sichbewegenden sind die Frau mit den langen grauen Haaren und die Frau mit dem schwarzen Tuch, das heute um ihre Taille gebunden ist. Alle haben weitreichende Erfahrung als Sichbewegende, Sichbewegende-Zeugin, schweigende Zeugin und sprechende Zeugin innerhalb der dyadischen und triadischen Arbeitsformen.

Ich sehe die Sichbewegenden Blickkontakt miteinander und jetzt mit ihren Zeuginnen aufnehmen. Ich sehe die zwei Zeuginnen, eine auf einem Stuhl, eine auf einem Kissen, sich gegenseitig und dann mich anschauen, wir bestätigen unsere wechselseitige Herzensverpflichtung dafür, gemeinsam Zeuginnen zu sein. Ich schlage die Klangschale einmal an, während unsere Aufmerksamkeit sich der Leere zuwendet. Nach zwanzig Minuten schlage ich zum Ankündigen des Endes die Klangschale dreimal an und wir kommen zusammen, um zu sprechen und zuzuhören. Jede Sichbewegende würdigt die Gestalt dieser Bewegungsrunde, indem sie die Bereiche ihrer Bewegungsfolge benennt. Dann, im Üben der Kunst des feinspürigen Abwägens, spricht die Sichbewegende mit dem schwarzen Tuch genauer:

> Im Übergang zwischen meinem zweiten und dritten Bereich bin ich unfokussiert, ich krabble, ich weiß nicht, wohin ich gehe. Ich senke meinen Kopf langsam, aber zielstrebig, und meine Stirn landet auf dem Rand der Schale. Diese Berührung – und ich erkenne mich selbst, als ob ich mich in meine eigene Präsenz hinein ergebe. Ich lasse mich auf meinen Knien nieder und fange an, den Rand der Schale entlang zu kreisen, mit beiden Händen, die sich immer wieder umeinander drehen.
>
> Ich nähere mich dem Rand in mir, meiner Grenze, meine Hände hören auf, sich zu bewegen. Ich halte meine eigene Grenze aus und lege zögernd eine Hand mit der Handfläche voran in die Leere hinein. Ich hebe sie schnell heraus und kehre dazu zurück, den Rand der Schale entlang zu kreisen. Wieder lege ich eine Hand, mit der Handfläche voran, in die Leere hinein. Dieses Mal überlasse ich mich dieser Bewegung und empfinde die Schale nicht als leer.

Während die Sichbewegende hier spricht, wird ihre Stimme zu einem Flüstern, ihre Augen schließen sich:

> So, wie ich ein Bedürfnis danach spüre, mich zu verstecken, während ich mich bewege, spüre ich jetzt ein Bedürfnis, mich zu verstecken, während ich anfange zu sprechen. Mein Herz schlägt schnell. Scherben, zerbrochene Scherben ... Ich betaste zertrümmerte Stücke, unebene Ränder, einen kärglicher Haufen aus Formen in blassen Farben. Meine Schultern kommen nach vorne, während ich meine Unterarme an den Rand der Schale lehne. Ich bin zerbrochen. Alle Reste eines Anscheins, mich zusammenzuhalten, verschwinden. Das ist es, was ich weiß, und merkwürdigerweise fühle ich beim Berühren dieser Wahrheit eine Erleichterung. Ich bin zerbrochen.

In dieser Phase der Arbeit entdecken wir, dass wir es deutlich machen müssen, wenn eine Person zu Ende gesprochen hat. Wir suchen nach einer natürlichen Geste, die sich in der Gemeinschaft schon abzuzeichnen scheint. Hier legt die Sichbewegende, die gerade gesprochen hat, ihre Hände mit den Handflächen nach unten vor sich auf den Boden, was ihrem Rumpf ermöglicht, sich nach vorne zu beugen. Sie schaut jede von uns an. Haben wir sie gehört? Als Zuhörende können wir uns dafür entscheiden, nonverbal zu bestätigen, dass wir ihre Worte gehört haben, indem wir dieselbe Geste machen und/oder indem wir mit Blickkontakt antworten.

Die Frau mit den langen grauen Haaren drückt jetzt ihre Erfahrung genauer und vollständiger in Worten aus:

> Auch irgendwo in der Mitte meiner Arbeit bin ich auf meinen Zehenspitzen und das obere Ende meines Kopfes ist heiß. Dieser Punkt zieht meinen ganzen Oberkörper nach unten, beugt mich nach vorn, bis meine Hände den Boden berühren. Ich bin mir meines Atmens bewusst. Ich strecke meine Arme nach außen, weiter weg von meinem Körper und sehe, dass mein Körper gerade eine ganz bestimmte Form bildet, als ob er weiß, wie er das genau richtige Gefäß für eine Erfahrung bildet, die bereit ist, gefühlt, gesehen und gehört zu werden. Ich

> höre mich selbst einen spitzen und hohen schrillen Ton machen. Mein Kopf fängt an, in einem anderen, schleppenden Rhythmus zu nicken. Hier akzeptiere ich zum ersten Mal den Tod meines Vaters und die furchtbare Art und Weise, in der es geschah. Ich weiß augenblicklich, dass ich meine Vergangenheit nicht ändern kann, aber dass ich meine Beziehung dazu verändern kann. Ich sehe nur smaragdgrün. Ich bin gereinigt.

Diese Sichbewegende bringt ihre Hände nach unten auf den Boden und bestätigt damit das Ende ihrer Zeit des Sprechens. Sie bleibt einen Moment lang in dieser Haltung, bevor sie sich wieder aufrichtet. Einige antworten, indem sie die gleiche Geste machen wie sie, einige schneller, einige langsamer. Jetzt spricht die Frau mit den roten Socken als Zeugin, zunächst zur Frau mit dem schwarzen Tuch. Sie antwortet dabei auf die Stelle der Arbeit, von der die Sichbewegende gesprochen hat:

> *Während ich sehe, wie du etwas in der Schale erkundest, werden meine eigenen Hände unvertraut, dick und groß. Ich erlebe jetzt das Vergegenwärtigen des Verlaufs jeder einzelnen deiner Bewegungen als ein grundlegendes Verankern. Ich werde versuchen, das zu benennen, was ich tatsächlich sehe, denn ich spüre solch einen großen Abstand zwischen meiner Erfahrung und Worten. Ich sehe deine rechte Hand in der Schale und all deine Finger und deinen Daumen zusammenkommen. Während diese Hand sich aus der Schale hebt, bin ich bereit, das zu sehen, was sie hält. Ich habe keine Angst.*

Und jetzt spricht sie zur Frau mit den langen grauen Haaren, sie spricht ihre Erfahrung von der Stelle an, die diese Sichbewegende genannt hat:

> *Genau dann, wenn meine Hände so verändert werden, höre ich deinen hohen schrillen Ton, ich fühle ihn in meine Füße eintreten und meine Wirbelsäule hinauf strömen, in meinen Kopf hinein und aus ihm heraus, hinein in den Raum über mir. Dort dreht er sich in einen Tunnel aus leuchtenden Farben hinein. Deine Haare bedecken dein Gesicht, aber ich sehe deinen Kopf langsam nicken, bejahen, mich*

beruhigen. Merkwürdigerweise fange ich an zu nicken, als ob ich dich beruhige.

Wir bringen alle unsere Hände auf den Boden vor uns, beugen uns vor, nehmen das in uns auf, was dargebracht wurde, bevor die Frau mit dem weißen Tuch antwortet, zunächst zur Frau mit den langen grauen Haaren und dann zur Frau mit dem schwarzen Tuch. Sie antwortet dabei auf die Stellen, die von jeder Sichbewegenden deutlich gemacht wurden:

> *Ich sehe dich vornüber gebeugt, deine Hände flach auf dem Boden. Auch ich bin mir deines Atmens bewusst, während ich die Rückseite deines Rumpfes sich langsam auf und ab bewegen sehe. Während du den hohen schrillen Ton machst, sehen meine Augen im Inneren die obere Hälfte einer Kugel sich heben, hoch und von mir weg, als ob sich das obere Ende meines Kopfes ablöst. Ich bin diejenige, die hinauf in die Fülle von Licht und Raum hinein geht. Gleichzeitig sehe ich dich an der Schale, mit den Fingern Formen betasten, Formen halten. Ich bin auch diejenige in der unteren Hälfte der Kugel, an der Schale arbeitend, sich dem zuwendend, was genau hier vor mir ist. Ich bin ganz, gereinigt.*

Das Gespräch geht weiter, in den Morgen hinein, während jede Frau eine weitere Schicht ihrer Erfahrung in der Gegenwart und Präsenz der anderen enthüllt. Gegen Ende unserer gemeinsamen Zeit sprechen die zwei Zeuginnen über ihre gegenseitige Wertschätzung, über eine geteilte Erleichterung darüber, nicht die einzige Zeugin zu sein. Eine Zeugin sagt, dass sie in einem bestimmten Moment der Arbeit heute Morgen sehen kann, wie die andere Zeugin auf die Sichbewegende dort drüben fokussiert ist, was ihr die Freiheit gibt, ihren Fokus auf diejenige hier in der Nähe zu richten. Die Zeuginnen sprechen auch über eine bestimmte Art von Intimität, die auftreten kann, wenn eine Sichbewegende sehr nahe bei einer Zeugin arbeitet. Nachdem die letzte Frau gesprochen hat, verbeugen wir uns alle nach vorne. Wir richten uns wieder auf, schauen hinaus und sehen, dass der Regen aufgehört hat. Wir sehen Perlenreihen, glitzernde Regentropfen, sie hängen entlang der langen Gräser, direkt draußen vor den großen Türen auf der anderen Seite des Raumes. Grün glitzert überall in nassem Licht.

* * *

An diesem Wintertag, klamm und kalt bis ins Mark, kommen dieselben vier Frauen an, überschwänglich in ihren Begrüßungen. Sobald wir uns niedergelassen haben und heißen Tee trinken, führe ich die neue Arbeitsform ein: drei Personen sind Zeugin für eine Sichbewegende. Die Frau mit den langen grauen Haaren entscheidet sich dafür, die Sichbewegende zu sein. Wir übrigen bleiben als Zeuginnen auf dem Teppich. Während die Sichbewegende zum Rand des Teppichs geht, schlage ich die Schale einmal an. Nach viel Blickkontakt bringt sie ihre Haare oben auf ihrem Kopf zusammen und marschiert lachend hinein auf den Holzboden. Jetzt lässt sie ihre Haare fallen und wirft ihre Arme gerade nach oben, über ihren Kopf. Sie stößt ihren Kopf nach hinten, ihr Mund öffnet sich noch weiter, während sie immer weiter lacht. Das Lachen wird lauter, wird zu neuen Tönen, arhythmischen Tönen, während sie anfängt, ihren Kopf seitlich nach außen zu werfen, jetzt nach unten zum Boden, wo ihre Haare beim Auftreffen ein Geräusch machen.

Ihre Innere Zeugin:

All diese Zeuginnen
all diese Freiheit
und ich bin ein wenig wild.
Ich schleudere meinen Rumpf
nach unten und schlage
auf den Boden.
Ich schwinge meinen Rumpf
nach beiden Seiten und
im Kreis herum
wirbelnd und lachend.

Die Zeugin mit den roten Socken lächelt und steht auf.

Ihre Innere Zeugin:

Ich liebe dieses Gefühl in mir
wenn du schwingst
dich wirfst
mit Wucht auf dem Boden aufkommst.
Ich liebe diese Freiheit in mir.
Ich brauche diese Freiheit in mir.
Dankbarkeit. Dankbarkeit.

Ich brauche dies.
Ich brauche dies.
Ich sehne mich
nach dieser Freiheit in mir.

Die Frau mit dem weißen Tuch sitzt dem Holzboden am nächsten, während sie Zeugin ist, und ihr Fokus fällt jetzt auf ihre eigenen Füße.

Ihre Innere Zeugin:

Ich kann nur zuhören.
Ich kann nur zuhören.
Ich spüre den Boden
unter meinen Füßen
vibrieren.
Ich bin zu müde.
Ich kann hier nicht hinsehen.
Ich bin froh dass es
andere Zeuginnen gibt.

Die dritte Zeugin weint, während sie ihr schwarzes Tuch über ihrem Schoß glättet.

Ihre Innere Zeugin:

> *Was ist das?*
> *Ich fühle mich überwältigt*
> *von Angst*
> *wenn ich diese Frau sehe*
> *wie sie sich*
> *herumschleudert und*
> *auf den Boden schlägt.*
> *Ich kann scheinbar*
> *meine eigenen Tränen*
> *nicht aufhalten.*
> *Ich verliere die Beziehung*
> *ich verschmelze*
> *mit dieser Sichbewegenden.*

Ich schlage die Klangschale nach zwanzig Minuten Arbeit dreimal an. Ich sehe die Sichbewegende ihre Augen öffnen, ich sehe sie aus dem Fenster schauen, über den Fliederbusch in die Hügel hinaus, weit über das Tal. Sie verschränkt ihre Hände hinter ihrem Kopf, lässt ihren Kopf nach hinten in die Hände fallen und dort ruhen, während Tränen fließen. Bald dreht sie sich nach uns um und schaut in unsere Augen, während sie zu ihrem Kissen zurückgeht. Ich bitte sie darum, nach dem Benennen der Bereiche eine Stelle auszuwählen. Sie spricht jetzt vom Ende ihrer Arbeit:

> Am Ende schleudere und schlage ich immer noch. Ich bin von einer riesigen Gestalt vor mir überrascht. Ich spüre seine Füße unter meinen Händen, während ich auf den Boden schlage. Ich folge seinem Umriss nach oben und weiß, dass es mein Sohn ist. Er ist fest und warm, empfänglich und stark, er vergibt. Hier in seiner Gegenwart weiß ich, dass er mir vergibt. Kann ich mir selbst vergeben?

Ohne jemanden anzuschauen, senkt sie ihren Blick und ihren Rumpf zum Boden. Andere machen dieselbe Geste, und dann sind wir eine Zeit lang still. Jetzt üben sich die Zeuginnen in feinspürigem Abwägen, während sie sich von der schweigenden Stimme ihrer Inneren Zeugin zum Sprechen als äußere Zeugin hin bewegen und auf die Stelle der Arbeit eingehen, die die Sichbewegende ausgewählt hat. Eine Frau spricht davon, wie sie die Hände der Sichbewegenden dem Umriss einer menschlichen Form vor ihr folgen sieht, und von ihrer eigenen Erfahrung, dass jemand anderes in den Raum kommt. Eine andere Zeugin spricht davon, dass sie erst nicht schauen kann und dann schaut. Sie fühlt sich, als ob sie in einer heiligen Hütte ist und herausschaut. Sie sieht ein Ritual, bei dem eine alte Frau vor einer jungen Frau steht und etwas mit ihr austauscht. Sie weiß nicht, was ausgetauscht wird, aber sie weiß, dass es kostbar ist. Die dritte Zeugin sagt, dass sie es vorzieht, in diesem Moment nicht zu sprechen.

*

Nicht zu sprechen ist einer der Vorteile davon, mehr als eine Zeugin zu haben. Verschiedene Zeuginnen, die zeitweise ein bemerkenswert unterschiedliches Erleben derselben Sichbewegenden haben, können sich die Verantwortung teilen. Das Schweigen dieser Frau schützt sie selbst und ihre Sichbewegende vor ihrem eigenen verfrühten oder unreifen Sprechen. Später in der Supervision ist Zeit für die Frau mit dem schwarzen Tuch, in einem sicheren Rahmen zu erforschen, was sie erlebt, wenn sie ihre Grenzen verliert, wenn sie nicht fähig ist, ihre Gefühle in sich zu halten, während sie Zeugin ist. Ihre Innere Zeugin wird stärker, während sie sich ihrer eigenen Themen in Beziehung zur Arbeit ihrer Sichbewegenden bewusst wird, und ermöglicht ihr, ihre Gefühle sowohl in sich zu halten als auch zu würdigen.

* * *

Ich erinnere mich daran, wie ich den Mond gestern Abend in die Dämmerung hinein aufgehen sah. Jetzt, heute Morgen, schwebt er über dem Hang, immer noch voll, aber so viel ruhiger in seinem Licht. Unter einem Mond hält eine Zeugin, die Frau mit dem schwarzen Tuch, den Raum für drei Sichbewegende. Sie schlägt die Schale einmal an, während wir uns alle gegenseitig mit unseren Blicken würdigen. Zwanzig Minuten vergehen und sie schlägt die Schale dreimal an.

Bei der Vorbereitung auf das gemeinsame Sprechen bitte ich die Anwesenden, dann, wenn sie sich auf eine bestimmte Sichbewegende beziehen, „eine Sichbewegende“ oder „eine andere Sichbewegende“ zu sagen, anstatt die Person beim Namen zu nennen oder sie auch nur anzuschauen. Diese Leitlinie schützt die Sichbewegende, indem sie diejenige, die spricht, an den Unterschied zwischen der Persönlichkeit einer Sichbewegenden und ihrer aktuellen Bewegungserfahrung erinnert. Sie schützt außerdem das Gespür der Sichbewegenden für den richtigen Zeitpunkt. Wenn die Sichbewegende nicht namentlich genannt wird, vermindert die Anonymität das Gefühl, zu einer Antwort verpflichtet zu sein. Und wenn eine Zeugin sagt: „Wenn ich eine Sichbewegende weinen höre, entdecke ich meine eigene Traurigkeit“, gibt es vielleicht zwei weinende Sichbewegende, die dann beide diesen Beitrag der Zeugin auf ihre jeweils ganz eigene Art und Weise aufnehmen können, da keine von ihnen mit Namen genannt wurde.

Jetzt sitzen wir in einem Kreis auf dem Boden und warten darauf, dass jede Sichbewegende anfängt zu sprechen. Bereiche werden benannt. Die Frau mit dem weißen Tuch spricht, anfangs mit geschlossenen Augen:

> Ich gehe hinein und weiß sofort, dass ich nicht stehen muss! Ich werde nach unten und um mein eigenes Zentrum herum gezogen, in den Boden hineingewirbelt, ich strecke mich lang aus, auf meinem Bauch. Ich kann das Singen einer anderen Sichbewegenden hören, ihre Präsenz spüren, aber ich presse meinen Körper in den Boden, vor allem meine Stirn und meine Hände nahe an meinem Kopf. Ich werde von tiefer Trauer erfüllt, während sich mein Herz öffnet. Hier komme ich

> mir selbst näher. Ich bin zu weit von mir selbst entfernt gewesen. Dieser klare Raum ohne Wände ist immer hier, aber ich erinnere mich daran, dass ich vergesse, darin zu wohnen. Ich muss jetzt hier bleiben. Ich bin klar, wenn ich alleine bin, und nicht so klar, wenn ich in Beziehung bin. Ich muss allein sein. Wenn ich am Ende aufstehe, schaue ich nach unten und sehe einen Abdruck meines Körpers auf dem Boden. Ich möchte keinen Zeuginnenbeitrag.

Die Sichbewegende mit den langen grauen Haaren spricht als nächste:

> Ich komme auch nach Hause. Aber zuerst ziehe ich kleine harte Schmerzknoten aus meiner Brust heraus. Je mehr ich ziehe, desto größer werden sie – größer, härter, hässlicher. Ich werfe sie in den Raum hinein, ich stoße sie in den Boden, stampfend, Fersen nach unten, zerfetzend, schneidende Arme, hier vor mir, da seitlich von mir, schreiend. Ich schreie, beiße, brülle. Ich bin Wut. Ich bin rasend. Was für eine Erleichterung, diesen Impuls ganz zu verwirklichen.

Jetzt spricht die letzte Sichbewegende, während sie ihre Arme um ihre angezogenen Beine schlingt und ihr Kinn in die Kuhle sinken lässt, die durch das Zusammenkommen ihrer Knie entsteht. Ihre Hände streicheln ihre Füße in ihren roten Wollsocken:

> Ich sitze an der Steinschale, ich spüre sie besonders an der Innenseite meiner Oberschenkel, während ich meine Beine um sie schlinge. Ich halte sie. Sie hält mich. Ich höre, wie eine andere Sichbewegende schreit. Gleichzeitig werde ich stiller und stiller, ich trinke schlückchenweise die Leere im Inneren der Steinschale. Meine Haare sinken in die Leere hinein, anfangs mit einer Zartheit. Ich tauche in sie ein, tauche glückselig in sie ein und fange dabei an zu singen. Ich singe in sie hinein, sie singt mir zurück. Demut zieht in mich ein, während eine dünne Hülle still reißt, und ich sehe Lichter das füllen, was zu einem Gefäß von unfassbarem Ausmaß, unfassbarer Schönheit wird. Voll Ehrfurcht fange ich an zu weinen und kann nicht aufhören. Vielleicht komme auch ich nach Hause.

Die Frau mit den langen grauen Haaren fährt fort:

> Wenn nichts mehr zum wegwerfen übrig ist, werde ich schließlich still, geleert. Hier ist es, wo ich nach Hause komme. Ich denke, ich bin auf meinen Knien. Meine Hände kommen in einer großen Stille vor meiner Brust an. Meine Handgelenke sind zusammen, meine Finger formen sich schalenförmig nach oben, um einen leeren Raum herum. Ich entschließe mich, sie auseinander zu ziehen, aber sie schnellen wieder zusammen. Wieder und wieder schnellen sie wieder zusammen. Es ist, als ob diese unsichtbar im Bewegungsraum anwesende Geste auf Verkörperung besteht. Ich frage mich, ob es meine Aufgabe ist, sie zu entdecken und sie einzunehmen, so dass die Geste selbst sich an Verkörperung erinnern kann, an ihre Quelle erinnern kann.

Die einzige Zeugin hört zu, was jede Sichbewegende sagt, und beugt bei jeder ihren Rumpf nach unten zum Boden, wenn diese ihr Sprechen abschließt. Sie gibt ihren ausführlichen und tiefgehenden Beitrag als Zeugin nur an zwei Sichbewegende und respektiert die Bitte der dritten.

*

Sichbewegende entdecken oft Orte von Ehrfurcht oder Schönheit in dem, was sie kurz vor dem Schließen ihrer Augen umgibt, oder in dem Moment, während sie sich im Licht bewegen oder über den glatten Holzboden streichen. Manchmal erleben Sichbewegende wie die Frau, die in einen Zustand der Einheit mit dem Licht kommt, die Schönheit und die Ehrfurcht als untrennbar. Auch der Moment des Augenöffnens nach dem Eintauchen in eine innere Welt der Bewegungserfahrung kann eine Sichbewegende zu einer überraschenden Bewusstheit führen, einer Bewusstheit von der Schönheit der Dinge, so wie sie rings um sie herum sind.

Schönheit und Ehrfurcht kommen in dieser Arbeit zum Vorschein und gehen, als unmittelbare Geschenke, als Segen. Die Beharrlichkeit und das wiederkehrende Auftreten von Bewegungsmustern kommen zum Vorschein und gehen, oft nicht nur als Herausforderung, sondern genauso auch als Segen. Im Lauf der Zeit werden einige Bewegungsmuster und Themen gelöst und verschwinden. Andere tauchen weiterhin in erstaunlichen Momenten wieder auf. Und wieder andere bleiben mit einer andauernden und hartnäckigen Forderung nach mehr Aufmerksamkeit weiter bestehen. Es ist die Entwicklung der Inneren Zeugin in Beziehung zu einer solchen Arbeit – nicht das Fehlen von Bewegungsmustern oder psychischen Komplexen –, die bei der Entscheidung, ob eine Person bereit für das Einsteigen in eine größere Gruppe ist, zu einer führenden Kraft wird.

Die Sehnsucht danach, von einer anderen gesehen zu werden und eine andere zu sehen, öffnet sich zu einer Sehnsucht danach, an einem Ganzen teilzuhaben, seine Beziehung zu vielen zu entdecken, ohne eine authentische oder wahrhaftige Bewusstheit für sich selbst zu verlieren, ohne sich selbst zu verraten. Mit einer stärkeren und klareren Inneren Zeugin bereiten sich die Menschen darauf vor, ihre Erfahrung der Grundform in einen Kreis von Sichbewegenden und Zeuginnen einzubringen.

Für eine größere Gruppe bereit zu sein spiegelt eine wachsende Bewusstheit des Wunsches wider, dazuzugehören. Das Erforschen einer solchen Sehnsucht öffnet die Einzelnen für Fragen der Beziehung zwischen dem Selbst und der Gemeinschaft. Die Verkörperung kollektiver Bewusstheit kann sich nur aufgrund der Verkörperung individueller Bewusstheit manifestieren. Wenn wir diesen so wesentlichen Boden verlassen, indem wir die eigene Stimme opfern oder manipulieren, um uns so zu fühlen, als ob wir dazugehören würden, dann gehören wir nicht wirklich dazu, dann sind wir nicht wirklich ganz. Und wenn wir die Gelegenheit zu bewusst verkörperter Zugehörigkeit ignorieren, verstärken wir unsere Gefühle von Entfremdung, Isolation und Verzweiflung, die uns allesamt als Individuen auf schleichende Weise zutiefst lähmen.

Der eine Kreis

Vor der Erschaffung der Welt
zog sich Ain Soph in seine Essenz zurück,
von sich zu sich in sich.
Es hinterließ in seiner Essenz einen leeren Raum,
in dem es emanieren und erschaffen konnte.

KABBALA

* * *

Während ich heute früh in den Hügeln spazieren gehe, treffe ich auf Weidenkätzchen, die gerade anfangen zu knospen. Ich pflücke davon einen üppigen Strauß und bringe dieses Zeichen des neuen Frühlings in den Bewegungsraum, ich stelle ihn in einer großen Vase auf den Fensterplatz innen an der Tür. Sechs Personen kommen genau pünktlich, eine Frau nimmt ihren Schmuck ab und hängt ihre Ohrringe an einen der Zweige. Es sind vier Frauen: die Frau mit dem weißen Tuch, die Frau mit den roten Socken, die Frau mit dem schwarzen Tuch und die Frau mit den langen grauen Haaren. Zwei Männer sind auch in dieser Gruppe, der eine Mann groß, der andere Mann mit Bart, beide kommen mit weitreichender Erfahrung in den vorhergehenden Arbeitsformen. All diese Menschen haben viele Jahre lang in diesem Bewegungsraum gearbeitet, und manche von ihnen haben hier lange auch miteinander gearbeitet. Ein Labyrinth von Erinnerungen kommt mit jedem von uns hier an, während wir einen neuen Weg einschlagen.

Nun fangen wir an.

Wenn wir zusammen in diesem Kreis auf dem Holzboden sitzen, formen unsere Körper den Rand einer Leere vor uns, die unsere potentielle Erfahrung von Leere in uns widerspiegelt. Während wir uns für das Mysterium öffnen, diesen Kreis zu füllen und leer werden zu lassen, öffnen wir uns für ein Erforschen der Beziehungen zwischen Sichbewegenden und Zeugen, zwischen denen, die gleichzeitig Zeuge sind, und zwischen denjenigen, die sich gleichzeitig bewegen.

In diesem neuen Kreis verankert und belebt die Übung der Konzentration nach wie vor die wachsende Beziehung zwischen dem sich bewegenden Selbst und dem Inneren Zeugen. Wir fangen an, indem wir die Dyaden in den kollektiven Körper hereinbringen. Drei Sichbewegende werden jetzt Teil eines sich bewegenden Körpers sein, wobei jeder dabei weiterhin die Sicherheit seines eigenen Zeugen hat. Drei Zeugen werden Teil eines Zeugenkreises sein, jeder ist dabei auf nur einen Sichbewegenden fokussiert. Auf diese Weise kann jeder – mit einem gewissen Maß an vorbereitender Übung in Vierergruppen – mit der Energie von vielen Sichbewegenden und vielen Zeugen, die im selben Kreis arbeiten, vertraut werden.

Wenn Zeugen am gleichen Platz bleiben, stärken sie damit die Form des Kreises an sich. Versuche, dich nicht umher zu bewegen, auch wenn es so scheint, als ob du deinen Sichbewegenden aus einer anderen Perspektive heraus vielleicht leichter sehen würdest. Übe dich darin, die Perspektive anzunehmen, die sich dir bietet, auch wenn deine Sicht auf deinen Sichbewegenden durch einen anderen verdeckt wird. Wenn Sichbewegende zurückkommen, werden sie wissen, dass sie ihre Zeugen genau dort wieder vorfinden, wo sie waren, als sie ihre Augen zu Beginn geschlossen haben und die Bewegung anfing.

Breitet eure Arme am Anfang weit zu den Seiten aus, was die Form des Kreises tatsächlich noch lebendiger macht, sowohl visuell als auch energetisch. Versucht dabei, mit jedem Einzelnen Blickkontakt aufzunehmen. Ich werde die Klangschale ertönen lassen, während wir unsere Aufmerksamkeit auf die Leere richten. Wenn ihr bereit seid, wird jede zweite Person zu einem Sichbewegenden, angefangen mit dir hier an meiner rechten Seite. Die Person rechts von jedem Sichbewegenden wird zu dessen zugeordnetem Zeugen erklärt. Für die Sichbewegenden: Nehmt untereinander und mit eurem Zeugen Blickkontakt auf, bevor ihr eure Augen schließt. Für die Zeugen: Nachdem ihr euch mit eurem Sichbewegenden verbunden habt, nehmt ihr Blickkontakt mit den anderen Zeugen auf und würdigt damit eure gemeinsame Herzensentscheidung.

Ich lasse die Klangschale einmal ertönen und wir fangen an, indem wir unsere Aufmerksamkeit auf die Leere richten. Als Lehrerin lasse ich in dem Wissen, dass jeder Sichbewegende einen ihm zugeteilten Zeugen hat, meinen Blick auf dem Gesicht jedes einzelnen hier verweilen. Ich sinne über die Unausweichlichkeit unserer Wege nach, in Beziehung zu unserem Willen, zu unserem Streben nach einer bewussten Wahl.

Meine Innere Zeugin:

Ich bin durchflutet
von Dankbarkeit.
Ich kann
den Fokus jedes
Zeugen
auf einem Sichbewegenden
sehen.
Jeder
Sichbewegende hat
einen Zeugen.
Jeder
Sichbewegende hat
einen Zeugen.

Ich sehe den bärtigen Mann
sitzend
seine Beine überkreuzt
Zeuge sein nahe
der Steinschale.
Licht strömt
in diese leere Schale hinein
nahe bei ihm

und ändert die Farbe
seiner Haare.
Möge Licht
in dieses leere
Gefäß
strömen
in diesen Kreis
gestaltet durch die Formen
unserer Körper
hier
in diesem Moment
in dieser Zeit
in diesem Raum.

Mögen wir alle
uns selbst
und uns gegenseitig
ein wenig
klarer
sehen.

Vierzig Minuten sind vergangen. Ich kündige das Ende an, indem ich die Klangschale dreimal ertönen lasse. Jeder Sichbewegende kommt aus dem Kreis heraus, achtet dabei auf den Übergang von nach innen gerichtetem zu nach außen gerichtetem Gewahrsein und nimmt Blickkontakt mit den anderen Sichbewegenden und mit seinem eigenen Zeugen oder seiner eigenen Zeugin auf. Nachdem die Zeugen Blickkontakt zu ihren Sichbewegenden aufgenommen haben, nehmen sie untereinander Blickkontakt auf, und wir sind wieder Zeugen der Leere. Jetzt sprechen sie in jeder Dyade miteinander, während die ganze Gruppe zuhört. Beim Leiten der Gespräche bitte ich den Sichbewegenden, zuerst im Stillen die aufeinanderfolgenden Bewegungsbereiche zu benennen und dann einen Ort auszuwählen, von dem er ausführlicher spricht. Ich bitte den Zeugen zu antworten und dabei so nah an der Erfahrung des Sichbewegenden zu bleiben wie möglich.

Jetzt fängt der Kreis wieder an: Die Teilnehmer breiten ihre Arme aus, um den Kreis zu erden und zu verkörpern, nehmen Blickkontakt auf und sehen die Leere, sind Zeugen der Leere. Diejenigen, die sich bewegt hatten, werden zu Zeugen, und die Zeugen werden zu Sichbewegenden. Nachdem die Sichbewegenden herauskommen und mit ihren Zeugen Blickkontakt aufnehmen, sehen wir alle wieder die Leere und schließen damit die Runde ab. Die Teilnehmer sprechen in Dyaden miteinander, während die Gruppe zuhört. Die Kraft des Inneren Zeugen ist hier besonders gefordert, wenn Sichbewegende und Zeugen zum ersten Mal innerhalb einer Sitzung die Rollen miteinander tauschen und die Perspektive wechseln, vom Sehen zum Gesehenwerden, vom Gesehenwerden zum Sehen. Es ist unvermeidlich, dass der Zeuge vom Sichbewegenden und der Sichbewegende vom Zeugen beeinflusst wird, sodass die nächste Runde immer mit sichtbaren oder unsichtbaren Tönungen der vorherigen Runde anfängt. Dadurch erhalten einige einen ersten flüchtigen Blick auf ein Wissen davon, dass das Bewusstsein von Zeuge und Sichbewegendem potentiell gleich sind.

*

In diesem ersten Kreis zeigen sich neue Arten, das Selbst zu erleben. In der Praxis des Sichbewegenden kann die Dringlichkeit, gesehen zu werden, sich zunehmend zu einem Wunsch wandeln, teilzunehmen und Teil zu sein. Sichbewegende möchten wissen, wie ihre Erfahrung mit dem zusammenhängt, was andere tun, sie fragen: „Wie passe ich hinein?“ Man kann lernen, dass die Fülle persönlicher Erfahrung neben Zeugen und anderen Sichbewegenden, die alle jeweils ihre eigene Wahrheit entdecken, bestehen kann. Der Kreis wird für jeden Sichbewegenden zu einem fruchtbaren Ort, der als ein notwendiger Ort erlebt werden kann. Es muss einen Ort geben für denjenigen, der in einer Haltung anfängt und so auch aufhört, der sich nie bewegt. Es muss einen Ort geben für denjenigen, der den Raum mit unaufhörlichen Bewegungen und Tönen füllt, für den, der bei der Suche nach Kontakt von einem Sichbewegenden zum anderen geht, und für den, der nahe bei einem Zeugen sein muss. Es muss einen Ort geben für den, der es vorzieht, nicht zu sprechen, für den, der mit einer unklaren oder frustrierten Stimme spricht, für den, der sich selbst mit Klarheit sehen kann und für den, der dies nicht kann.

Zeugen befassen sich mit neuen Fragen: „Wie arbeite ich mit dem Wunsch, meinen Sichbewegenden vor anderen zu schützen, die aktiver oder lauter sind? Wie kann ich für bestimmte Bewegungen präsent bleiben, die mich abstoßen, erschrecken, traurig machen oder langweilen? Wie bleibe ich frei von einem Anhaften an bestimmten Bewegungen, die ich als außerordentlich schön erlebe oder die meine Seele anrühren? Wenn ich ein Gefühl von Verbundenheit mit meinem Sichbewegenden verliere, wie kann ich mich dann davor schützen, von einem Üben hin zu Präsenz in eine Erfahrung von Voyeurismus zu wechseln? Wie bringe ich all dem Achtsamkeit entgegen und bleibe gleichzeitig mit anderen Zeugen verbunden?"

* * *

Ein Kolibri, prachtvoll grün zwischen den Rosmarinblüten schwebend, taucht genau dann auf, als die sechs Teilnehmer den Pfad entlang kommen. Wir bewundern seine Fähigkeit zu trinken, während er mitten in der Luft schwebt. Nachdem wir drinnen sind, trinken wir zusammen eine Kanne Tee und fangen mit der Arbeit an. Ich spreche über eine neue Arbeitsform, die aus einer persönlichen Bereitschaft heraus entsteht, sich ohne vorher zugeordnete Dyaden zu bewegen und Zeuge zu sein. Wir fangen damit an, dass jeder im Zeugenkreis sitzt. Ich als Lehrerin werde die ganze Zeit über Zeugin bleiben.

> Dieser neue Kreis fühlt sich lang und offen an, mit viel Raum lädt er jeden von euch ein, eurem Gespür für die richtige Zeit zu folgen und ganz direkt von Moment zu Moment zu entscheiden, ob ihr ein Sichbewegender oder ein Zeuge werdet. Die Stimme der Zeugin und/oder Lehrerin, das Ertönen

der Klangschale, die Arbeitsform an sich bestimmt nicht mehr, wann es Zeit ist, ein Sichbewegender oder ein Zeuge zu sein. In diesem Langen Kreis, der sich über eine längere Zeit erstrecken kann, wechseln die Teilnehmer ständig die Rollen, sie folgen dem Ruf, sich zu bewegen, oder dem Ruf, Zeuge zu sein.

Das spontane Wechseln der Rollen führt zu einer Wachheit, einer Möglichkeit, sich jeden Augenblick zu bewegen, es erfordert Aufmerksamkeit für ein beständiges Fließen zwischen Bewegung und Stille. Du kannst dich fünf Minuten lang bewegen, zwanzig Minuten lang Zeuge sein, eine Minute bewegen, zehn Minuten Zeuge sein, dich hinein und hinausbewegen, hinein und hinaus, innerhalb von Sekunden, und die Frage der für dich richtigen Zeit verkörpern, oder du kannst dich die ganze Zeit bewegen. Um einen hinreichend starken und sicheren Zeugenkreis für einen derart dynamischen sich bewegenden Gesamtkörper zu gewährleisten, wird für Zeugen, die zu Sichbewegenden werden, eine neue Leitlinie eingeführt: Es muss immer eine bestimmte Mindestanzahl an Zeugen geben, die Lehrerin eingeschlossen; diese Anzahl wird von der Gemeinschaft vor dem Beginn der Runde bestimmt. Das Üben eines Sichbewegenden in feinspürigem Abwägen, im bewussten Entscheiden, wie lange er sich bewegt, wird durch diese Leitlinie unterstützt, sie erinnert daran, dass jederzeit ein Zeuge darauf warten könnte, zu einem Sichbewegenden zu werden.

Ein Grund, warum ein Zeuge sich entscheidet, in Bewegung zu gehen, kann in seinen Erfahrungen liegen, die direkt mit dem Sehen eines oder mehrerer bestimmter Sichbewegender zusammenhängen. Wenn genügend viele äußere Zeugen da sind, kann er sich dafür entscheiden, seine Augen zu schließen und diese Erfahrungen direkt in seine Bewegungsarbeit hinein zu nehmen, sie auszudrücken, anstatt sie aus Sicht eines Zeugen in sich zu halten.

Wenn Du Zeuge bist und ein Sichbewegender hinter dir arbeitet, kann selbst das Umdrehen, um ihn zu sehen, die Konzentration des Zeugenkreises stören. Zeugen auf der anderen Seite des Kreises können hinter dich schauen, und du kannst sehen, was hinter ihnen geschieht. Wir brauchen die andere Hälfte, um das Ganze zu sehen. Wenn der Zeugenkreis fortwährend eine ständig verkörperte Form ist, haben die Sichbewegenden die Freiheit, nicht nur innerhalb des Kreises zu arbeiten, sondern auch am Rand zwischen zwei Zeugen oder außerhalb des Kreises. Auch wenn jeder Zeuge versucht, jeden Sichbewegenden mit Blickkontakt willkommen zu heißen, wann immer dieser zu seinem Kissen zurückkehrt, gestatten die Sichbewegenden sich jetzt die Wahlmöglichkeit, keinen Zeugen anzuschauen, falls sie sich zu verletzlich oder nicht bereit dazu fühlen.

Ohne einen für jeden Sichbewegenden zugeordneten Zeugen und bei vielen sich gleichzeitig Bewegenden muss die Präsenz des Inneren Zeugen stärker werden, um die Möglichkeit einzuschließen, dass jemand nicht so gesehen wird, wie er sich dies wünscht. Zeugen haben die Absicht, für alles was auftaucht präsent zu sein, aber da Zeugen Menschen sind, geschieht dies doch nicht immer. Sichbewegende hingegen wünschen sich, weil sie Menschen sind, dass ihre Zeugen ihnen volle Präsenz und bedingungslose Liebe entgegenbringen. Jeder ist jetzt aufgerufen, allen anderen in der Gruppe eine Haltung von Gleichmut entgegenzubringen und der Absicht des Inneren Zeugen in jedem einzelnen und in sich selbst hinreichend zu vertrauen.

Da die Arbeitsform sich verändert, tauchen neue Fragen auf: Wenn deine Entscheidung, wann du dich bewegst und wann du Zeuge bist, nicht mehr von einem äußeren Signal abhängt, wie ist dann deine Art und Weise, dich fürs Bewegen zu entscheiden? Wenn du zu einem Sichbewegenden wirst, wie gehst du hinein, wohin gehst du in Beziehung zum Kreis, und wie kehrst du zu deinem Platz zurück? Wie ist dein Erleben von so vielen anderen, die mit dir Teil des sich bewegenden Körpers sind, von ihren Tönen und Geräuschen, ihren Berührungen, ihrer sich ändernden Präsenz in ihren wechselnden Rollen? Wie ist es in der Vorstellung oder ganz real, der einzige Sichbewegende in einem Kreis von Zeugen zu sein? Wie ist es sich vorzustellen, wegen der Arbeit eines oder mehrerer anderer Sichbewegenden, die die Aufmerksamkeit der Zeugen fordern, nicht gesehen zu werden?

Reagierst du als Zeuge auf mehrere Sichbewegende gleichzeitig oder merkst du, dass du nur auf einen fokussierst, oder wählst du bewusst, mit deiner Aufmerksamkeit bei jedem einzelnen gleichzeitig zu bleiben? Wie fühlst du dich in Beziehung zu Sichbewegenden, die nahe bei dir sind, und zu denen, die weiter weg sind; zu denen, die still sind, und zu denen, die tönen oder Geräusche machen; zu denen, die innerhalb und zu denen, die außerhalb des Kreises sind? Hier kannst du deine Wahl tiefer ergründen, dich nicht zu bewegen, sondern Zeuge zu bleiben und dein inneres Erleben in dir zu halten.

Da die Zeit zum Bewegen und Zeuge-Sein länger und damit komplexer wird, folgt nach der Bewegungsphase, vor dem gemeinsamen Sprechen, auf organische Weise eine Zeit für einen Übergang im Schweigen. Für einige ist es stimmig, umherzugehen oder sich auszuruhen. Für andere kann Schreiben, Malen oder Arbeiten mit Ton ihrem Erleben Klarheit verleihen. Nach der Übergangsphase werde ich nur die Sichbewegenden einladen, mit der Stimme ihres Inneren Zeugen zu sprechen. Die äußeren Zeugen werden gebeten werden, noch einmal zu schweigen, eine Möglichkeit, zu der wir in der Entfaltung dieses Weges oft zurückkommen. Nur die Erfahrungen von Sichbewegenden zu hören, hilft den Zeugen in ihrer sich weiterentwickelnden Schulung des feinspürigen Abwägens beim Auswählen dessen, was sie in diesem neueren Kontext der Arbeit mit dem kollektiven Körper ansprechen und was nicht.

Wir arbeiten jetzt fünfzig Minuten lang, gefolgt von einer Übergangsphase im Schweigen, was eine andere Stimmung in den Bewegungsraum bringt. Jeder einzelne ist für sich, konzentriert und doch neben einem anderen, der auch für sich und konzentriert ist. Ich bin dabei, den Kreis entlang zu gehen, gegen den Uhrzeigersinn, immer wieder, manchmal halte ich an, um leise mit einem Teilnehmer über seine Arbeit zu sprechen. Während wir im Kreis zusammenkommen und uns auf das gemeinsame Sprechen und Zuhören vorbereiten, biete ich ein paar weitere Leitlinien an:

Die Übung im Vergegenwärtigen des zeitlichen Ablaufs deiner eigenen Bewegung, oder – als Zeuge – der Bewegung eines anderen, bereitet dich darauf vor, dein Erleben des zeitlichen Ablaufs der Gruppe zu vergegenwärtigen. Wenn du sprichst, dann sprich mit einer inneren Bewusstheit davon, wann deine Bewegung aufgetreten sein könnte, nicht nur innerhalb der Abfolge deiner eigenen Arbeit, sondern auch innerhalb der Abfolge der Arbeit der Gruppe. Wir werden mit dem beginnen, was sich wie der Anfang anfühlt, und fügen dann Momente von verschiedenen Sichbewegenden hinzu, so wie sie von der Reihenfolge her damit verbunden scheinen. Manchmal reagieren bei diesem Prozess diejenigen, die sprechen, auf den Inhalt anstatt auf die Reihenfolge. Wenn ein Sichbewegender sagt: „Ich muss bei dieser Einsamkeit bleiben", spricht ein anderer vielleicht als Reaktion darauf von einer ähnlichen Erfahrung: „Ich bin mir auch dessen bewusst, dass ich einsam bin." Den Faden sowohl entlang der zeitlichen Abfolge als auch entlang des Inhalts zu spinnen, verdeutlicht die Erfahrung, ein bewusstes Mitglied eines kollektiven Körpers zu werden.

Fange beim Sprechen damit an, dass du „Ich bin derjenige, der …" sagst, das erinnert uns alle jedes Mal, wenn jemand seine Erfahrung in den Kreis bringt, daran, dass jeder von uns ein Teil eines Ganzen ist – ob wir das auf diese Art erleben oder nicht. Wenn du nicht sprechen möchtest, sage: „Ich bin derjenige, der nicht bereit ist zu sprechen" oder: „Ich bin derjenige, der nicht sprechen möchte". Den anderen zuzuhören ist ein ganz wesentlicher Beitrag, eine Möglichkeit für jeden von uns, die immer zum Lernen und Üben zur Verfügung steht.

Wenn du als derjenige, der sich bewegt hat, nicht sprichst, wirst du keinen sprachlichen Zeugenbeitrag erhalten. Das Schweigen deiner Zeugen ist ein Würdigen deines Schweigens. Ohne deine Worte als Orientierung in Bezug zu ihrem eigenen Erleben ist das Risiko größer, dass ihre Worte dir etwas aufdrängen oder überstülpen, und sie verkomplizieren oder stören möglicherweise dein Erleben, bevor es sich genügend geformt hat.

Sichbewegende wählen aus der Fülle ihrer Erfahrungen aus, was sie in Worten ausdrücken und von was sie nicht sprechen. Nachdem sie gesprochen haben, machen sie die kurze Geste, bei der sie sich zum Boden neigen. Einige derjenigen, die zuhören, entscheiden sich, mit derselben Geste zu antworten, andere nicht.

Die Frau in den roten Socken spricht als erste:

> Ich bin diejenige, die in den Kreis hineintritt, mein Herz rast. Beim Stehen merke ich, dass ich dabei bin, meine Socken auszuziehen. Während ich mich mit zitternden Händen vor jeder einzelnen Person nach unten beuge, merke ich, dass ich mit meinen kostbaren Socken den Raum vor ihnen fege. Ich muss dies tun.

Die Frau mit den langen grauen Haaren spricht als nächste:

> Nachdem mein Raum geklärt worden ist, bin ich diejenige, die in die Leere hinein rollt, als ob ich in meine eigene endlose Weite hinabsteige. Ich liege hier und liege hier, auf meinem Rücken, werde sehr still, empfangend. Meine Haare bedecken mein Gesicht, sie bringen eine köstliche Dunkelheit, einen tiefen Frieden.

Die Frau in den roten Socken spricht wieder:

> Nachdem ich den Raum vorbereitet habe, bin ich diejenige, die verloren ist, die keine Bewegung findet, die sich richtig anfühlt. Auf meiner Seite liegend löse ich mich auf, zerfalle, werde leblos. Ich kann überhaupt nichts anfangen. Ich spüre plötzlich einen Fuß an meinem Kopf. Ich bringe meine Hand zu diesem Fuß, klammere mich jetzt daran, höre das Geräusch der Ferse, die weggezogen wird. Ich lasse los und spüre den unerträglichen Schmerz des Auseinandergehens, des Getrenntseins, des Nicht-Dazugehörens.

Nach einer langen Stille spricht der bärtige Mann:

> Ich bin derjenige, der in den Kreis tritt und erkennt, dass nur zwei von uns Männer sind. Ich liege auch auf meiner Seite, aber in einer Höhle, in derselben Höhle, die ich als ein Sichbewegender vor Jahren entdeckt habe, die Höhle, die die Dunkelheit und Dichte meiner Kindheit gehalten hat. Jetzt komme ich in dieser Höhle an, einfach weil ich

> Schutz suche. Ich sehe Bilder von menschlichen Gesichtern, eines nach dem anderen, während ich durch die Tür „schaue". Ich bin hier, ich vertraue, ich fühle mich verbunden, nicht allein.

Jetzt spricht der große Mann:

> Ja, als der andere Mann bin ich derjenige, der seine Kraft spürt, in diesem kleinen Raum. Lang und stark, ich fühle mich wie ein Adler. Ich habe den weiten weiten Himmel, die weite weite Sicht. Ich bin allein in dem Himmel.

Die Frau mit den langen grauen Haaren schließt ihre Augen und spricht wieder:

> Aus der Stille heraus fangen meine Hände an, meinen Körper zu streicheln, meine Arme zu berühren, meine Brüste, meinen Bauch und meine Oberschenkel, meine Füße und mein Gesicht. Meine Finger durchkämmen meine Haare, berühren jetzt meinen Mund. Ich spüre eine köstliche Lust, während ich mich in diese neuen, sinnlichen Erfahrungen hinein bewege. Es hat so lange gedauert, zu lange, bis ich von dieser Art zu lieben weiß – zu lieben, eine Frau zu sein, zu lieben, in diesem Körper zu sein.

Der große Mann spricht wieder:

> Ich liebe es, ein Adler zu sein, die Kraft meiner Flügel zu spüren, mit meiner eigenen großen Lust zu fliegen. Ich bin frei, voll Ekstase und endlich wieder stark. Ich kann spüren, wie meine Kraft zurückkommt, in meine Arme, in meine Flügel! Und in meine Oberschenkel und Waden. Sogar meine Hände sind wieder stark ... und geschmeidig.

Mit geschlossenen Augen öffnet und schließt der große Mann seine Hände langsam vor seiner Brust, während er spricht. In diesem Moment steigen Tränen in seine Augen:

> Ja, ich werde wieder stark, endlich werde ich wieder stark, nach meiner langen Krankheit. Möge ich immer in einem Zustand von unaufhörlicher Dankbarkeit sein.

Nach einer Weile der Stille spricht die Frau mit dem weißen Tuch als nächste:

> Ich bin diejenige, die vorsichtig in den Kreis hinein krabbelt, mit so viel Sehnsucht, weinend. Ich bleibe unten auf dem Boden, nahe bei einem sitzenden Zeugen, ich wiege mich auf meinen Knien vor und zurück. Ich bin erschüttert, wenn ich merke, dass meine Sehnsucht ein Gebet ist, mein Wiegen ein Gebet ist. Betend, und ein wenig verlegen, öffne ich mich meinem eigenen leisen Murmeln, zärtlich und neu.

Jetzt spricht die Frau mit dem schwarzen Tuch:

> Ich werde eine Sichbewegende-Zeugin und finde die Frau, die weint. Ich finde sie und finde dabei meine eigene Trauer, hier gleich hinter meinem Gesicht. Mit der Angst, mich aufzudrängen, berühre ich ihren Rücken, jetzt mit beiden Händen ihre Schultern. Mit dem Gefühl, willkommen zu sein, empfange ich ihre Wärme, ihren Atem, ihre Nähe zu mir, und ich schlinge meine Arme um sie, bilde einen sicheren abgegrenzten Raum für unsere Tränen. Meine Gefühle von Alleinsein schwinden, während ich sie halte und ihr erlaube, mich zu halten.

Die Frau mit dem weißen Tuch spricht noch einmal:

> Ich werde gehalten, halte, wiege mich vor und zurück und bete, dabei fange ich an, ein wortloses Lied zu singen. Ich singe, und damit feiere ich, nicht den Gott im Universum, sondern den Gott in mir. Beim Singen weiß ich plötzlich und ganz klar, dass dieser Gott derselbe ist wie derjenige im Universum.

Jetzt spricht der bärtige Mann:

> Ich bin derjenige, der dein Lied braucht, der dein Lied wirklich hört, ich verlasse meine Höhle und krabble hinaus zur Mitte hin, wegen deines Liedes. Meine Hand landet auf einem ausgestreckten Arm, der sich auf und ab bewegt. Jetzt stehe ich im Rücken von diesem großen Vogelwesen, meine Arme entlang der Rückseite seiner Arme, ich bin davon inspiriert. Ich möchte in die Höhe steigen, ich möchte es riskieren, loszulassen. Ich weiß nicht wie. Ich habe noch nie gewusst wie. Meine Schultern sinken in sich zusammen, während ich eine vertraute, vernichtende Empfindung in meiner Brust wiedererkenne. Ich ziehe mich zurück und werde Zeuge.

Der große Mann spricht:

> Ich bin derjenige, der sich nach seinem Adlerflug beim Landen hier zurück in dieser Gruppe desorientiert und allein fühlt. Ich bin traurig, wenn der Sichbewegende hinter mir weggeht, gerade in dem Moment, in dem ich zurückkehre.

Die Frau mit den langen grauen Haaren spricht wieder:

> Ich bade mich in dieser Lust, atme sie ein, trinke sie, diese Lust von „Ich liebe es in meinem Frauenkörper zu sein", ich bereite mich darauf vor, herauszukommen und Zeugin zu sein, weil ich anfange mir Sorgen zu machen, dass ich mich zu lange bewegt habe. Beim Öffnen meiner Augen sehe ich zwei Sichbewegende, die sich gegenseitig halten. Ich habe mich der Erfahrung meiner eigenen Berührung hingegeben. Ich bin diejenige, die eine tiefe Verbindung zwischen ihnen und mir spürt. Es ist, als ob es mich nicht von anderen trennt, wenn ich mich selbst liebe. Ich bin nicht allein.

Die Frau in den roten Socken spricht jetzt:

> Ich wache plötzlich durch die Geräusche im Raum auf, ich merke, dass ich diejenige bin, die geschlafen hat. Jetzt erinnere ich mich, dass der Schlaf von der Spitze meines Steißbeins kommt, meine Wirbelsäu-

le hinauf, über das obere Ende meines Kopfes hinweg und in mein Zentrum hinein. Jetzt ist die Benommenheit weg. Ich bin erfrischt.

*

Nachdem wir formell unsere Arbeitsrunde beendet haben, möchte die Frau mit dem schwarzen Tuch von ihrer Erfahrung als überwiegend schweigende Zeugin sprechen. Sie sagt, dass sie erstaunt ist über die Fülle dessen, was geschieht, und über ihre Erleichterung und Dankbarkeit, wieder keine Verantwortung zu spüren, zu den Sichbewegenden zu sprechen. Sie beschreibt, wie tief sie sich mit jedem der Sichbewegenden verbunden fühlt. Sie sagt uns, dass sie diesmal merkt, dass sie kein Bedürfnis danach hat, ihr Erleben in Worten auszudrücken. „Mein Wunsch nach Präsenz ist genug."

Manchmal schläft ein Sichbewegender tatsächlich ein. Vielleicht ist dieser Lange Kreis der einzig sichere Ort zum Schlafen. Oder vielleicht hat der Sichbewegende das Bedürfnis, die Hingabe der Zeugen zu testen. Es ist auch möglich, dass Schlaf eine angemessene Reaktion auf die Entdeckung einer erschreckenden oder aufwühlenden Erfahrung ist. Wenn ein Zeuge einen Sichbewegenden schlafen sieht, fühlt er sich vielleicht voller Frieden und erleichtert oder ärgerlich und manipuliert. Oder er ist voll Bewusstheit und Respekt gegenüber der Möglichkeit eines unsichtbaren oder sichtbaren Auslösers, der den Sichbewegenden in den Schlaf schickt. Er könnte die Möglichkeit genießen, dass jemand den Platz des Träumers innehat, oder er wird vielleicht daran erinnert, dass manchmal jemand den Platz von demjenigen einnimmt, der sich selbst nicht bewusst als Teil des kollektiven Körpers erlebt.

Obwohl das Bilden von Gemeinschaft in der Praxis des Sich-Bewegens und Zeuge-Seins sehr häufig vorkommt, ist dies doch nicht die primäre Absicht der Arbeit mit dem kollektiven Körper. Die Absicht liegt eher darin, an einer bewusst verkörperten Gemeinschaft Teil zu haben, Teil zu sein. Teilnehmer entscheiden sich aus unendlich vielen Gründen dafür, in den Kreis hineinzutreten, oder bisweilen auch ohne irgendeinen Grund. Sie treten in den Kreis, wenn sie müde sind oder voll Frieden, verängstigt oder deprimiert, hungrig nach purer Bewegung oder unfähig, noch länger still zu sitzen. Sie treten in den Kreis aufgrund des Blicks einer anderen Person hier im Bewegungsraum, aufgrund einer Veränderung des Lichts, wegen eines Insekts, das nahe bei einem Fuß landet, oder wegen des intensiven Violetts der Prinzessinnenblumen, die kräftig hinter dem Fensterplatz leuchten.

Hier, in diesem Bewegungsraum an diesem Tag, genau wie irgendwo im Leben an irgendeinem Tag, treten Erfahrungen gleichzeitig auf, die unendlich verschieden voneinander sind. Einer ist allein, ein anderer ist nicht allein. Einer spürt ein Gefühl der Zugehörigkeit und ein anderer spürt dies nicht. Sich sehnen, dazu gehören, in die Höhe steigen, sich zurückziehen, schlafen und wach sein – die Einzelnen wechseln sich darin ab, im Beisein der anderen in verschiedene Aspekte des Menschseins hinabzusteigen. Die eigene Wahrheit bewusst in der Gegenwart und Präsenz von anderen zu verkörpern, kann eine Erfahrung von Ganzheit, Zugehörigkeit und Vervollständigung erzeugen, ebenso wie eine Erfahrung von Nichtvollendung, Frustration und Entfremdung. „Ich bin, weil du bist, weil ihr seid“ scheint wahr, unabhängig davon, ob wir Leid erleben oder Freiheit von Leid.

Zeit vergeht, die Herzensverpflichtung wird tiefer. Der Innere Zeuge wird zunehmend stärker und akzeptierender, gegenüber sich selbst und dadurch auch gegenüber anderen. Sprache, die aus bewusster Verkörperung heraus auf natürliche Weise an die Oberfläche kommt, nennt dies Liebe. Präsenz wird zu dieser Liebe.

* * *

Der Herbst brennt in feurigen Farben. Die letzte Person, die ankommt, hüpft auf die kleine Veranda, nachdem sie noch einmal einen Ball für die Hunde geworfen hat. Diese Gruppe trifft sich weiterhin, einmal wöchentlich jetzt für eine dreistündige Sitzung. Die Teilnehmer kommen so zum Kreis, wie sie gerade sind, erschöpft oder steif, mit Freude oder mit Angst oder mit dem, was auch immer sie gerade erleben als Reaktion auf die Herausforderungen und Geschenke ihres gegenwärtigen Lebens. Wir fangen so an wie wir sind, anstatt diese Fülle durch Aufwärmübungen oder verbale Eingangsrunden zu zerstreuen. Derartige Vorbereitungen können die Sichbewegenden und Zeugen in ihrer Absicht stören, sich für das zu öffnen, was auftaucht, für das Ungeplante, für das Fehlen eines vorgefertigten Themas oder dargelegten Problems. Manchmal sind sowohl Sichbewegende als auch Zeugen überrascht davon, Erfahrungen zu entdecken, die sich anfühlen, als stünden sie in keinem Zusammenhang zu dem, was erwartungsgemäß auftauchen würde. Ich habe oft das Gefühl, dass hier nicht bloß sieben Menschen sind, sondern unendlich viele andere, die sich durch die Verkörperung von denjenigen, die hier präsent sind, auf geheimnisvolle Weise in einem Bruchstück, einem Rest, einer Helligkeit oder einer Dunkelheit manifestieren.

Die Klangschale ertönt. Wir strecken unsere Arme seitlich zueinander aus, nehmen Blickkontakt auf, sind Zeugen der Leere, bewegen uns und sind Zeugen, eine Stunde lang, nehmen Blickkontakt auf und sind noch einmal Zeugen der Leere. Jetzt verändern sich die Leitlinien ein weiteres Mal, sodass die Stimmen der äußeren Zeugen beim chronologischen und inhaltlichen Verweben der einzelnen ausgesprochenen Erfahrungen mit einbezogen werden. Hier sprechen Zeugen von ihrem Erleben der Arbeit eines Sichbewegenden, wenn dieser davon gesprochen hat, und auch von ihrer Erfahrung als Zeuge überhaupt oder davon, ein Sichbewegender zu werden, die Rolle zu wechseln. Die Frau in den roten Socken spricht als erste, gefolgt vom Sprechen einer Zeugin:

> Ich bin diejenige, die den inneren Rand des Kreises entlanggeht, meine Hände bedecken meine leere Gebärmutter.

> *Ich bin diejenige, die eine Frau gehen sieht, im Kreis, genau vor jedem Zeugen. Ich möchte mit ihr gehen, aber ich entscheide mich dafür, stattdessen Zeugin zu sein. Plötzlich merke ich, dass dies genau das ist, was ich mit meinen Klienten in der Therapie mache, ich halte*

> *so vieles meiner Erfahrung in mir. Hier habe ich eine Wahlmöglichkeit. Ich bin hier.*

Andere Sichbewegende sprechen, jede gefolgt von einem Zeugen:

> Ich bin diejenige, die ihr Tuch vor der Steinschale segnet. Mit leicht geöffneten Augen lege ich es auf die Schultern derjenigen, die den inneren Rand des Kreises entlanggeht.
>
> *Ich bin derjenige, der sieht, wie ein Tuch über die Steinschale gehalten wird, als ob es gesegnet wird. Ich fühle mich bei dieser Geste unwohl, aber ich versuche, der Sichbewegenden gegenüber respektvoll zu sein, die das tut, was sie tun muss.*
>
> Ich bin diejenige, die mit Freude ein Tuch empfängt. Während mein Kopf nach vorne fällt, erinnere ich meine roten Socken an meinen Füßen. Ich sehe Feuer. Ich sehe überall Blut. Ich gehe zu den Fenstern, meine Hände hoch ausgestreckt. Ich schmiere das Blut die Fensterscheibe hinunter, auf den Boden, überall auf den Boden. Zu viel Blut. Blut ist überall auf dieser Erde. Ein bestimmter Schmerz steigt plötzlich von meinem Becken zu meinem Herz hoch. Ich bewege mich in die Mitte.
>
> *Ich bin diejenige, die sich weiterhin dafür entscheidet, Zeugin zu sein, die sich weiterhin dafür entscheidet, ihre Erfahrung in sich zu halten. Ich sehe eine Sichbewegende mit ihren Händen die Fensterscheibe hinunter wischen. Ich stelle mir eine zähflüssige Substanz vor, überall im Raum. Jetzt sehe ich sie in die Mitte treten, ihr Tuch in Dunkelheit gehüllt.*
>
> Ich bin derjenige, der eine Sichbewegende in der Mitte des Kreises findet und respektvoll das Tuch von ihr nimmt. Ich frage mich: Ist dies das Tuch, bei dem ich nicht sehen mochte, wie es an der Steinschale gesegnet wurde? Ich trage das Stofftuch, um mein Ich zu verstecken, um mich selbst zu finden. Unter seiner Dunkelheit wandere ich unbefangen durch eine Gemeinschaft.

> *Ich bin diejenige, die einen großen Mann in den Kreis treten sieht, er nimmt langsam ein schwarzes Tuch von den Schultern einer Sichbewegenden hoch und bedeckt dann sein Gesicht damit. Ich wäre jetzt gerade gerne unter dieser Dunkelheit.*

Hier spricht eine andere Zeugin:

> *Ich bin diejenige, die einen Mann sieht, bedeckt von einem schwarzen Tuch, und ich habe Angst.*

Jetzt spricht ein Sichbewegender, gefolgt von zwei verschiedenen Zeugen:

> Während ich das Tuch trage, bin ich derjenige, der von Scham befreit ist, von der Scham, ein Gesicht zu haben, von der Verpflichtung, ein Gesicht zu haben. Mein Gesicht macht viele Gesichter, sie bewegen sich von selbst, authentisch und spontan, ungesehen von den Zeugen. Bin ich zu hässlich, zu abscheulich, um gesehen zu werden, oder braucht jeder kreative Geist eine Maske, um sich zu offenbaren?

> *Ich sitze als Zeuge und bin derjenige, der nichts fühlt, nichts weiß, keine Bedeutung in irgendetwas findet. Wir sind einfach Männer und Frauen, die in diesem Raum sitzen und sich herum bewegen. Ich stehe auf.*

> *Ich bin diejenige, die sich weiterhin dafür entscheidet, Zeugin zu sein, die sich weiterhin dafür entscheidet, ihre Erfahrung in sich zu halten. Ich sehe einen Zeugen plötzlich aufstehen.*

Ein Mann wechselt jetzt die Rolle, von einem Zeugen wird er zu einem Sichbewegenden:

> *Ich stehe auf, und ich weiß jetzt, dass Zeuge-Sein nicht funktioniert …*

> … ich stehe auf, und ich bin derjenige, der sich plötzlich rennend hinein bewegt. Ich renne, jetzt tanze ich, meine Füße trommeln dabei. Es ist der Rhythmus, mein Körper erinnert diesen Rhythmus. Ich bin beglückt, in einen anderen Zustand versetzt. Schneller, schneller, immer schneller, immer schneller. Ich möchte nicht aufhören.

Auch eine Frau wechselt von Zeugin zu Sichbewegender:

> *Ich bin diejenige, die einen Mann tanzen sieht, nahe bei einem anderen Mann, dessen Gesicht von einem Stofftuch bedeckt ist. Dieser sieht für mich aus wie der Tod. Ich will den Tod nicht hier …*
>
> … ich trete in den Kreis, ringe ihm mit Bestimmtheit das Tuch ab, nur um zu entdecken, dass ich ihn halte, Leben in meinen Armen halte. Zitternd gehe ich zum Boden, eine fiebernde Intensität schwillt an, durch Schichten von sich bewegenden Formen und Farben. Unter diesen ätherischen Scheiben Wirklichkeit sehe ich einen außerordentlich leuchtenden Ring schweben. Wellenförmige Vibrationen pulsieren durch den Ring und weiter aufwärts und durch mich hindurch, meine Haut wird durchlässig. Da ist viel Hitze und Pulsieren in meinen Hüften, ausgebreiteten Beinen und durch meine Wirbelsäule und meinen Hals. Ich öffne meine Augen, als Hilfe um mich zu erden, und sehe zwei Menschen, einen an jeder Seite, die das Tuch über mir halten. Ich sehe eine *chuppah*, ein Baldachin in heiligen Farben, während ich in den Raum hinaus rufe. Ich höre ein Trommeln.

Ein anderer Sichbewegender spricht:

> Ich muss weiter in diesem berauschenden Rhythmus tanzen. Ich bin derjenige, der Teil eines Rituals oder einer Zeremonie wird, ich trommle diesen Tanz mit meinen Füßen – trommeln, trommeln. Meine Beine, meine Beine. Härter, schneller, meine Beine, mein Atem. Ich tanze. Ich spüre etwas Angst davor, dass sich erotische Energie aufbaut. Ich riskiere es, sie tatsächlich zu spüren, sie zu tanzen, bis der Tanz ausgetanzt ist. Ich bin hier. Die Angst ist weg. Endlich fliege ich hoch. Ich fliege. Ich bin frei.
>
> *Ich bin diejenige, die den Mann tanzen sieht. Ich habe darauf gewartet. Ich sehe das Tuch weit hochgehoben. Ich sehe eine Zeremonie, eine Darbringung. Ich spüre Hoffnung.*

Weitere Sichbewegende sprechen jetzt, einige als Sichbewegende-Zeugen:

> Meine Klienten sind nicht hier! Ich bin diejenige, die mit meinem klopfenden Herzen und einem unvertrauten Gefühl von Angst schließlich hinein springt. Sobald ich drin bin, drehe ich mich mit offenen Augen zu jedem Zeugen und nehme Blickkontakt auf, ich brauche einen extra Zuschlag ihrer Präsenz. Ich schließe meine Augen, ich stehe, ich weiß nicht, was ich tun soll – als ob ich immer etwas tun sollte.
>
> Entblößt, nicht mehr durch das dunkle Stofftuch geschützt, bin ich derjenige, der einen anderen Mann braucht. Ich gehe blind von Sichbewegenden zu Zeugen, ertaste Gesichter, ich suche ihn. Ich halte inne, streichle die Weichheit eines Frauengesichts, nehme ihre weibliche Präsenz tief in mir auf.
>
> Ich bin diejenige, die spürt, wie eine Männerhand leicht über mein Gesicht streicht. Augenblicklich bin ich in der Gegenwart meines sanftmütigen Vaters, meines geliebten Vaters. Meine erste Wiederbegegnung mit ihm, seit er vor zu langer Zeit gestorben ist, als ich zu jung war. Ich erlebe diesen Moment als Gnade. Dankbarkeit, Dankbarkeit.
>
> Sehr traurig, dass ich weggehe, bin ich derjenige, der seine Reise fortsetzt, immer noch nach dem anderen Mann suchend. Ich finde sein bärtiges Gesicht und lasse mich mit ihm fallen, meinem Freund, meinem Gefährten. Ich gebe mich schierer Körperlichkeit hin, ich messe meine Kräfte mit ihm, mit all meiner Energie. Ich bin hier. Ich habe ein Gegenüber, das mir begegnet. Ich habe ein Gegenüber! Ich bin so dankbar. Ich habe ein Gegenüber.
>
> Ich bin derjenige, der die Arme um seinen Bauch schlingt. Ich treibe ihn an, wild und leidenschaftlich. Die Arme gestreckt, die Finger ineinander verschränkt, mein Bauch zur Sonne, treiben wir uns nach unten, wühlen uns in die Erde. Jetzt geben wir uns wieder frei, für den Kreis. Während wir uns bewegt haben, habe ich den Kreis in meinem

Inneren getragen, jetzt muss ich den Zeugenkreis um uns herum sehen, während wir als die letzten Sichbewegenden herauskommen.

*

Der Kreis wird jetzt zur äußeren Form der Arbeit. Genauso wie der Sichbewegende in der Dyadenarbeit den äußeren Zeugen verinnerlicht, so verinnerlichen Sichbewegende und Zeugen jetzt den Kreis, während sie ihn füllen und leer werden lassen. Während der Kreis im Inneren einer jeden Person wächst, kommt das Mysterium der Leere, die zu Beginn und am Ende jeder Arbeitsrunde von uns als Zeugen gesehen wird, in eine tiefere Beziehung zu dem, was sich im Inneren jeder Person regt und von ihr ausstrahlt.

Einige Zeugen entscheiden sich in der Entwicklung ihrer Arbeit dafür, zur Praxis vom Anfang zurückzukehren und nur das auszusprechen, was sie sehen. Wir beginnen den Weg damit, dass wir nur den Verlauf der physischen Bewegung vergegenwärtigen und uns langsam ganz dem Reichtum innerer Erfahrung widmen. Wenn die komplexen Erfahrungen von Körperempfindungen, Gefühlen und Gedanken bewusst verkörpert und damit integriert sind, fangen sie an, in der Psyche weniger Raum einzunehmen. Als die Zeugin in dieser Runde sagt: „Ich sehe einen Zeugen plötzlich aufstehen“, entdeckt sie, dass ein solches Verdeutlichen genug ist, ehrlich ist, weil sie tatsächlich weniger Körperempfindungen und Gefühle erlebt. Ihre Persönlichkeit reagiert weniger und ihre Erfahrung von Präsenz wird klarer und genauer.

Manchmal wird ein Sichbewegender Beiträge von mehr als einem Zeugen erhalten, und manchmal wird er überhaupt keinen Zeugenbeitrag erhalten. Beim Fehlen einer Antwort kann er versucht sein, nach einem Beitrag zu fragen. Ein Sichbewegender ist vielleicht wirklich gesehen worden, aber das Fragen danach wird für Zeugen zu einem auferlegten Anspruch, sie sind vielleicht noch nicht bereit, einen Beitrag anzubieten – aus vielerlei Gründen, selbst wenn diese Gründe noch nicht bewusst sind. Als Zeugin und Lehrerin besteht meine Übung darin, den Sichbewegenden zu bitten, das auszuhalten, zu erforschen, dem zu vertrauen, was er während des Bewegens erlebt hat und was er jetzt erlebt, ohne Zeugenbeitrag. Die Arbeit hat bis zu diesem Moment den beständigen Schutz des Sichbewegenden gefördert, als Unterstützung für die Entwicklung des Inneren Zeugen. Dies geschieht weiterhin, und gleichzeitig werden die Bedürfnisse des Zeugen in der Arbeit mit dem kollektiven Körper deutlicher sichtbar.

In der Zeit des verbalen Austauschs sprechen manche und andere sprechen nicht. Obwohl meist die zeitliche Abfolge und der inhaltliche Zusammenhang das Verflechten der einzelnen Beiträge zur Geschichte als Ganzes lenken, entscheidet sich doch manchmal ein Teilnehmer dafür, auf das Sprechen eines anderen einzugehen, indem er anspricht, wie er sich jetzt in diesem Moment des Zuhörens fühlt. Er reagiert vielleicht mit Freude, Verwirrung oder Humor. Wenn Menschen das Sprechen in einer Gemeinschaft praktizieren, beginnen bestimmte Worte und Sätze wie „Ich bin hier", die einmal eingebracht und aufrichtig aufgenommen wurden, zur Gemeinschaft dazuzugehören, sie bilden und verfeinern eine gemeinsame Sprache. Ein gemeinsamer Wortschatz spiegelt eine Erfahrung von Zugehörigkeit wider und gleichzeitig wird die direkte, gefühlte Erfahrung von Zugehörigkeit von einer Sprache widergespiegelt, die in der Gegenwart von anderen erschaffen wird. Jeder Kreis entdeckt eine in subtiler Weise eigene Art des gemeinsamen Sprechens. Und die meisten Menschen, die diese Art der Arbeit ausüben, Menschen in verschiedenen Ländern, Menschen, die außerordentlich unterschiedliche Sprachen sprechen, entdecken, dass es tatsächlich eine Sprache gibt – oder eher eine Art des Sprechens –, die von diesem Weg selbst geboren ist und von denen geteilt wird, die diesen Weg gehen.

Manchmal überraschen Sichbewegende sich selbst und einander durch spontane Erfahrungen, wie der Mann, der in dieser Runde tanzt. Solche Momente können direkt mit der Entwicklung eines stärker akzeptierenden Inneren Zeugen zusammenhängen und zeitlich mit einem wachsenden Vertrauen in die Präsenz der äußeren Zeugen zusammenfallen. Manchmal sind Zeugen von einem Wunsch überrascht, ein Sichbewegender zu werden, weil sie das tun möchten, was dieser gerade tut, weil sie in die Bewegung einsteigen möchten, die gerade ausgeführt wird. *„Ich bin diejenige, die eine Frau* *gehen sieht, im Kreis, genau vor jedem Zeugen. Ich möchte mit ihr gehen.*" Die Erfahrung der ursprünglichen Leitlinie, ohne Plan in den Kreis zu treten, fängt an, komplexer zu werden.

Neue Leitlinien tauchen auf, wenn es ein bewusstes Bedürfnis danach gibt, das von einem Sichbewegenden oder einem Zeugen ausgedrückt wird. Üblicherweise tauchen in dieser Phase des kollektiven Prozesses Fragen nach Grenzen auf. Die Teilnehmer erfahren ein Bedürfnis nach Klärung der Grenzen, indem sie ihr eigenes Erleben in Worten ausdrücken und indem sie anderen zuhören, die ihr Erleben aussprechen. Wenn die Arbeit eines Sichbewegenden die vereinbarte Leitlinie der Gemeinschaft in Frage stellt, werden Diskussionen bezüglich Sicherheit notwendig. Die wachsende Freiheit, sich so zu bewegen, wie man es muss, wird untrennbar mit der gefühlten Präsenz eines jeden Teilnehmers verknüpft. Hier können Sichbewegende nicht tun, was immer sie tun müssen. Hier können sie nur das tun, was sie tun müssen, wenn sie dies mit geschlossenen Augen tun können und gleichzeitig Bewusstheit und Respekt für die Präsenz der anderen Sichbewegenden und Zeugen aufrechterhalten können.

Da ich nicht wissen kann, was andere Zeugen oder Sichbewegende während eines Langen Kreises fühlen, muss ich mich als Orientierung für mein Verantwortungsgefühl als Leiterin der Gemeinschaft auf mein eigenes Sicherheitserleben als Zeugin verlassen. Wenn ich mich nicht sicher fühle, schlage ich die Klangschale an und beende die Runde. Es ist für einen Sichbewegenden nicht sicher, in einem Zustand des Verschmolzenseins mit seinem Inneren Zeugen zu bleiben, egal für welchen Zeitraum. Solch ein längeres Fehlen von Präsenz kann auch den sich bewegenden Körper und den Zeugenkreis zu einem Ort machen, der nicht sicher ist. Beispielsweise ist es nicht sicher oder nicht angemessen, dass ein Sichbewegender einen Anfall von Rage im Kreis ausdrückt, da Rage eine Erfahrung ist, in der die Person mit Empfindungen und Emotionen verschmolzen ist und von ihnen überwältigt wird. In Rage zu sein bedeutet, die Verbindung zum Inneren Zeugen zu verlieren. Zorn und Wut können auf sichere Weise erforscht werden, wenn ein Sichbewegender den Ton oder die Energie seiner Erfahrung ausdrücken und gleichzeitig in Beziehung zu seinen eigenen Themen und zu den anderen um ihn herum bleiben kann.

Sichbewegende befürchten oft, dass sie ihre Töne und Geräusche anderen Sichbewegenden und Zeugen aufzwingen. Bei manchen Tönen und Geräuschen besteht Einigkeit darüber, dass sie zu andauernd, harsch, erschütternd oder schmerzhaft sind, aber bei den meisten ihrer Töne und Geräusche ist es für Sichbewegende sehr schwer, die Wirkung auf andere vorherzusehen. Was der eine Zeuge oder Sichbewegende-Zeuge als völlig störend erlebt, wird von einem anderen vielleicht noch nicht einmal gehört. Als Zeugin und Lehrerin ermutige ich die Teilnehmer, sich im Bewusstsein für die mögliche Auswirkung auf andere vorzunehmen, ihre Töne und Geräusche so nah wie möglich am direkten Körperausdruck zu halten. Weit mehr als ursprüngliche Töne können Worte einen Sichbewegenden von dem, was er erlebt, wegbringen, wenn ihre noch nicht ausgereifte Bedeutung das vollständige Einlassen auf Körperempfindungen und Gefühle beeinträchtigt.

Es ist nicht sicher oder angemessen, sich selbst oder andere absichtlich sexuell zu stimulieren. Durch die Sicherheit der Grenzen erlaubt diese Leitlinie den Sichbewegenden, sich der authentischen Erfahrung ihrer Sexualität mehr zu öffnen. Hier besteht die Arbeit darin zu lernen, wie man in eine bewusste Beziehung zur großen und natürlichen Kraft des Eros kommt, was zeitweise auch das Lernen, wie man davon sprechen kann, mit einschließt. Ein Segen, einer von vielen, der durch diesen Übungsweg empfangen werden kann, ist die befreiende Arbeit des Unterscheidens zwischen sexueller und sinnlich-lustvoller Erfahrung.

Eine andere Leitlinie, die zum Vorschein kommt, betrifft die Wahrhaftigkeit der Aufmerksamkeit des Zeugenkreises. Manchmal kann es durch das, was ein Sichbewegender erlebt, oder durch das, was ein Zeuge erlebt, oder vielleicht aufgrund der Beziehung zwischen beidem, zu schwierig werden, sodass nicht mehr hinreichend viele Zeugen präsent genug bleiben, um die Sicherheit für die Sichbewegenden zu gewährleisten. Wenn dies geschieht, fängt die Energie des Zeugenkreises an zu wanken. Wenn die Lehrerin oder irgendein Zeuge sich unsicher fühlt, kann sie oder er die Arme seitlich ausstrecken, um andere Zeugen aufzurütteln und darauf aufmerksam zu machen, dass es einer achtsameren Verbindung bedarf. Wenn das Wanken weiter andauert, werde ich die Klangschale anschlagen, um die Runde zu beenden. Ganz gleich, wie wichtig die Arbeit irgendeines Sichbewegenden auch sein mag: wenn der Zeugenkreis nicht in einer hinreichend bewussten Beziehung dazu ist, dann ist der Kreis kein sicherer Ort für Sichbewegende oder Zeugen. Es ist ganz natürlich, dass es Zeiten gibt, in denen das Gefäß „bricht". Es muss dies tun, um authentische Stärke zu haben, aber dann muss es ausgebessert werden. Bei diesem Übungsweg wird der Ruf nach mehr Bewusstheit zu diesem Ausbessern, es stärkt den Kreis, macht ihn wieder sicher genug, um das zu halten, was sich im Inneren bewegt.

* * *

Jahreszeiten ziehen vorüber. Wir treffen uns jetzt jedes Mal für einen ganzen Tag. Rote Tulpen mit ihren langen und biegsamen Stielen stehen in einer Glasvase auf dem niedrigen Tisch. Eine Frau zündet still eine Kerze an, bevor sie ihren Platz im Zeugenkreis einnimmt. Ich lade die Teilnehmer ein, darauf zu vertrauen, dass der Satz „Ich bin derjenige, der" integriert ist, während sie sich bewegen, während sie Zeuge sind, während sie sprechen, während sie zuhören. Wenn wir das verkörperte Wissen, dass wir Teil eines Ganzen sind, integrieren, dann ist es nicht mehr notwendig, dies auszusprechen. Aber es kann weiterhin Zeiten geben, in denen das Anwenden eines solchen Satzes in Beziehung zu einer spezifischen Erfahrung mehr Klarheit geben kann.

Eineinhalb Stunden lang wird die Leere gefüllt und geleert, gefüllt und geleert, wieder und wieder, bis das Sehen der Leere das Ritual vollendet. Während des Übergangs erforschen jetzt viele den Prozess des Schreibens in Beziehung zum Verkörpern der Erfahrung. Wenn wir zum gemeinsamen Sprechen und Zuhören zusammenkommen, lesen einige vor, anstatt ihre Erfahrung auszusprechen, gefolgt von einem nonverbalen Zeichen, dass sie zu Ende gekommen sind. In dieser Runde gibt es nur drei Sichbewegende. Beim anschließenden Zusammenkommen wird ein Zeuge zu einem sprechenden Erzähler.

Das Zusammenflechten fängt mit der Sichbewegenden mit den langen grauen Haaren an:

> Mein Gesicht unter meinen Haaren verbergend klatsche ich meine Füße nach unten und schleife meinen Körper, immer rundherum. Wütende Sätze sprechen laut in meinen Gedanken, immer und immer wieder. Beim Hinlegen kommen die Tränen. Mit dem Rand meiner Hände ziehe ich eine Grenze am Boden entlang, markiere eine Wand. Lass keinen herein. Ich spüre eine große Abneigung bei der bloßen Vorstellung, berührt zu werden. Ich werde zu einer Insel.
>
> *Ich höre eine Sichbewegende schluchzen. Während ich meinen eigenen Schmerz erinnere, muss ich den Verlauf ihrer Schreie vergegenwärtigen.*

Die Sichbewegende mit dem schwarzen Tuch tritt in den Kreis:

> Ich gehe in meinen Socken, gehe rückwärts, für immer in mein Tuch gehüllt. Meine Socken schälen sich ab, wie Haut, wie Sehnsucht so alt wie Haut, eine bei der Steinschale, eine weiter weg. Ich erinnere eine andere Zeit der Sockenlosigkeit, als ich, während ich mich mit kalten Füßen bewege, weiß, dass ich meine Mutter nie finden werde, nie gefunden habe. Unabhängig von Verschmelzung und Vereinsamung.
>
> *Ich sehe die Frau im schwarzen Tuch rückwärtsgehen, ihre schwarzen Socken abstreifen.*

Die Sichbewegende mit dem weißen Tuch ist zunächst Zeugin und wird dann eine Sichbewegende:

> *Ich sehe dich und spüre eine Verzweiflung – meine, deine, ihre – während du unter dem Schwarz deines Tuches rückwärts gehst, während du deine Socken zurücklässt. Ich nenne dich diejenige, die leidet. Ich nenne dich Jedefrau, Jedermann. Eingehüllt in mein eigenes Tuch …*

... gehe ich zur Steinschale. Ich biete der Leere meinen Nacken an, beuge meinen Kopf nach hinten, spüre Hitze in meinem Hals. Ich werde bewegt. Ich lege mein Tuch zusammen, lasse es vor der Schale zurück, ich baue einen Altar. Ich wende mich zurück zum Raum, verlasse das Gefäß, um deine Socken zu suchen. Ich muss sie finden.

Ich sehe die Sichbewegende an der Schale unendlich behutsam einen weißen Altar mit ihrem Tuch bauen, weggehen und eine Suche nach den Socken beginnen.

Ich finde eine Socke in der Nähe und lege sie auf den neuen Altar. Ich höre eine andere Sichbewegende weinen, unsere Verzweiflung weinen, unsere Vereinsamung weinen. Ich muss die andere Socke finden, zurückbringen und auf den Altar legen. Ich muss sie finden.

Ich sehe die Sichbewegende suchen. Ich höre die andere Sichbewegende weinen und mein Bauch zieht sich zusammen. Ich bin verängstigt. Ich schaue weg. Ich möchte den Raum verlassen. Ich erinnere mich daran, wie ich heute Morgen meine Mutter die Treppe hinauf getragen habe. Verwirrt und ängstlich murmelt und weint sie in meine Brust hinein. Ich kann es nicht ertragen. Jetzt strecke ich meine Arme zu den anderen Zeugen aus, um Unterstützung zu bekommen, ich erhalte sie und bin fähig zu bleiben.

Meine blinde Suche verstärkt sich. Ich muss die Socke finden. Anstatt einer Socke finde ich Füße. Ich kenne diese Füße. Sie tragen die Frau, die unser Leiden unter ihrem schwarzen Tuch trägt. Wir werden dieselbe, während wir uns mit der Stirn berühren, jetzt berühren sich unsere Wangen, unsere Arme und unsere Hände. Ich bin du. Du bist ich.

Ich sehe die Sichbewegende, die nach der Socke sucht, stattdessen die Sichbewegende mit dem schwarzen Tuch finden. Ich sehe diesen Moment. Ich brauche diesen Moment.

Du berührst meine Füße und ich erfahre Dankbarkeit und Gnade jenseits aller Wünsche, jenseits aller Wünsche. Ich fühle mich gefunden, jenseits dieses alten Ortes, an dem ich mich verloren fühle.

Ich sehe zwei Frauen, zärtlich, zusammen. Ich bin in eurem Bann. Als Mann spüre ich die Tragik in meinen Beziehungen mit anderen Männern. Dort wünsche ich mir eine solche Intimität.

Mit dir jetzt im Inneren von mir, verlasse ich dich und suche bald verzweifelt nach der anderen Socke. Ich berühre die Sichbewegende, die weint, aber sie zuckt zurück. Ich schwimme im untröstlichen Weinen der Vereinsamung, werde orientierungslos, sogar panisch. Ich kann die Socke nicht finden und weiß nicht, wo ich bin! Ich gebe auf. Wird jemand mich zur leeren Schale führen? Führe mich, bitte führe mich.

Ich sehe die Sichbewegende verzweifelt suchen. Ich sehe sie aufgeben. Ich höre ihren Hilferuf. Ich sehe eine Frau den Zeugenkreis verlassen, sie zur Schale führen und zu ihrem eigenen Kissen zurückkehren.

Immer noch in meine Dunkelheit gehüllt gehe ich langsam, auf der Suche nach der großen Schale. Beim Ankommen berühren meine Füße etwas Weiches. Ich beuge mich vor, um es mit meinen Händen zu berühren, und finde meine Socke auf einem zusammengelegten Tuch. Ich lege meine andere Socke daneben, die Socke, die ich in meine Tasche gesteckt habe, als ich vor einer Weile darüber gestolpert bin.

Ich sehe die Frau mit dem schwarzen Tuch ihre schwarze Socke auf dem weißen Altar an der Schale entdecken. Ich sehe sie ihre andere schwarze Socke aus ihrer Tasche holen und auf den Altar legen.

Von meiner Begleitung bei der Schale zurückgelassen, ziehe ich meine eigene Socke aus, bereit, mein eigenes Leiden neben deines auf den Altar zu legen. Während ich dies tue, finde ich deine andere Socke, diejenige, nach der ich gesucht habe!

> *Ich liebe es, das Gesicht der Sichbewegenden zu sehen, die nach der anderen Socke gesucht hat, wenn sie diese Socke auf dem Altar findet, ein ehrfurchtgebietender Augenblick für mich.*
>
> Wir treffen uns in diesem Moment an der Schale, während du das zusammengelegte Altartuch aufnimmst und mich darin einhüllst. Ich hülle dich in meines.
>
> *Ich sehe einen Austausch einfach geschehen, weißes Tuch und schwarzes Tuch wechseln die Hände, ein Austauschen von dunkel für hell, von hell für dunkel, einfach so.*
>
> Ich komme langsam zurück bei meinem Kissen an, mit dem schwarzen Tuch um mich herum, ich öffne meine Augen voll Dankbarkeit für den haltenden Kreis, voll Dankbarkeit dafür, dich zu finden, deine Socken zu finden, das schwarze Tuch zu erhalten, das so notwendige schwarze Tuch.

Jetzt spricht eine andere Sichbewegende:

> Ich finde deinen Fuß und halte ihn fest. Während ich dich berühre, hört mein Weinen schließlich auf. Du wiegst mich. In deinem Fuß gibt es Trost.
>
> *Ich bin so erfüllt, wenn die Sichbewegende, die weint, ihre Hand nach dem Fuß der Sichbewegenden ausstreckt, die ihre Dunkelheit abgestreift hat, diejenige, die jetzt im weißen Tuch dasteht. Oh die Kraft, ich stelle mir eine unbesiegbare Kraft vor, die in Frauenfüßen wohnt!*

Während der Innere Zeuge der Sichbewegenden stärker wird, können äußere Zeugen anfangen, eine Verlagerung zu spüren, vom Präsentsein für den Sichbewegenden hin zum Präsentsein mit dem Sichbewegenden. Manchmal erlebt ein Zeuge den sich bewegenden Gesamtkörper als stärker dominant als die einzelnen Körper. Ein solches Sehen kann als ein Zustand des Verschmolzenseins, als ein dialogischer Zustand oder als ein Zustand der Einheit mit dem Ganzen erlebt werden.

Hier liest der andere Mann seinen kollektiven Beitrag als Zeuge, eine Geschichte, die seine dialogische Erfahrung widerspiegelt:

> *Ich bin derjenige, der eine uralte Geschichte sieht, die sich langsam zu ernster Musik, zum Weinen einer Frau, entfaltet. Dies ist eine Geschichte von drei Reisen, einem großen Kessel und den Wundern, die geschehen, wenn wir uns der Wahrheit des Nicht-Wissens hingeben.*
>
> *Es war einmal vor langer Zeit eine Frau, die unter einem schwarzen Tuch rückwärtsgeht und ihre alte Haut abstreift, erst von ihrem rechten Fuß, dann von ihrem linken Fuß, ihre neue Haut bleibt noch nass. Eine andere Frau geht auf die Suche nach diesen Häuten. Sie findet eine, sie legt sie auf einen Altar, den sie mit ihrem weißen Tuch macht, bei dem großen Kessel. Sie beginnt dann, auf der Suche nach der anderen Haut herumzukrabbeln, nicht wissend, dass gleichzeitig die Frau in dem schwarzen Tuch nicht so weit von ihr über ihre andere Haut stolpert und sich bückt, um sie aufzuheben und in ihre Tasche zu stecken.*
>
> *Anstatt die Haut zu finden, findet die Frau, die sucht, die Frau, die ihre Haut abgestreift hat. Mit viel Liebe trocknet sie deren immer noch nassen Füße mit ihren Haaren. Diese zwei Frauen werden zu gegenseitigen Spiegelbildern. Ihre Bewegungen von Gesicht, Haaren, Armen, Händen und Fingern sind dieselben.*
>
> *Bald gehen sie auseinander. Wenn nicht beide Teile der alten Haut auf dem Altar sind, wird keine Heilung geschehen. In meinen Gedanken spreche ich zur Frau, die noch immer sucht: „Die Haut ist in der Tasche von derjenigen, die sie abgestreift hat.“ Ohne zu wissen und ohne sie jemals zu finden, gibt die Frau auf und ruft nach Hilfe. Jetzt wird sie zum großen Kessel geleitet.*
>
> *Hier begegnet sie ihrem eigenen Leiden. Hier begegnet sie der Frau, die ihre Häute abgestreift hat. Hier wird der Schmerz der Vereinsa-*

mung gelindert, durch Verbundenheit, durch Berührung und die richtige Zeit. Hier geschieht Verwandlung, während ich mir alle Socken im Kessel vorstelle, das Dunkle in das Helle verbrennend und das Helle in das Dunkle.

Eine andere Zeugin liest ihren Beitrag, ein Gedicht, das ihr Wissen um einen Zustand der Einheit mit dem Ganzen widerspiegelt:

Schwarzes Tuch
weißes Tuch
schwarze Socke auf weißem Altar
weiße Socke
schwarze Socke
schwarze Socke auf weißem Tuch

weißes Haar in schwarzem Haar
schwarzes Haar in weißem Haar
rote Blütenblätter rote Blütenblätter
nehmt mich zum leeren Gefäß
sammelt mich ein
atmet mich ein

schwarzes Herz weißes Herz
schwarze Öffnung schwarze Öffnung
nimm mich mit zur Leere
nimm mich mit zur Leere

Öffnung Öffnung
nimm mich mit zur Leere
nimm mich mit nach Hause.

*

Während die Arbeit in einer Gemeinschaft sich weiterentwickelt, wird ein Symbol, das wie in dieser Gruppe in organischer Weise für eine Sichbewegende sichtbar wird, oft von vielen anderen als etwas Persönliches oder als Teil eines kollektiven Themas erkannt. Symbole können Formen im Denken sein und/oder gefühlte Empfindungen im Körper. Wenn man dem Symbol erlaubt, im Denken die Führung zu übernehmen oder die Erfahrung vom Verständnis her neu zu organisieren, dann kann das Symbol selbst die Tiefe der bewussten Verkörperung beeinträchtigen. Wenn sich jedoch eine Person innerhalb eines natürlichen Zeitablaufs einem Symbol hingibt, sich in das Symbol hinein vertieft und ihm folgt, dann kann das Verkörpern einer tieferen Wahrheit zu einer transformierenden Erfahrung werden. In dieser Situation sind die Socken für die Frau mit dem weißen Tuch zunächst ein Symbol für Leiden, werden bald aber zu einem Auslöser für direkte Erfahrung, während sie ihre repräsentierende Qualität verlieren. Wenn dies gleichzeitig mit der Erfahrung von hinreichend vielen Personen in einer Gruppe geschieht, kann sich ein spontanes kollektives Ritual ergeben, so wie es in dieser Situation geschieht. Die Arbeit eines jeden Sichbewegenden wird zu einer Darbringung. Die Präsenz eines jeden Zeugen wird zu einer Darbringung.

Wie wissen Sichbewegende und Zeugen, wann sie zu Sichbewegenden, die wie die Frau in dieser Bewegungsrunde weinen, hingehen und wann sie nicht hingehen sollen? Die Übung des feinspürigen Abwägens für einen sich bewegenden oder einen sitzenden Zeugen ist komplex, wenn er das beständige Weinen eines Sichbewegenden erlebt. Wie fühlt er sich in der Gegenwart von jemandem, der weint, den er vielleicht als traurig, hysterisch, frustriert oder einsam bezeichnet? Welche Art von Nähe oder Berührung braucht er mit diesem Sichbewegenden? Wenn er sich dafür entscheidet, zum Sichbewegenden hinzugehen, könnte er entdecken, dass dieser durchaus jemanden braucht, der kommt, und er könnte sich willkommen fühlen. Ein derartig synchronistischer Ausgang ist ein Segen. Oder er könnte entdecken, dass er die Arbeit des Sichbewegenden durch den Versuch unterbricht, nahe zu sein, zu beruhigen oder ihm zu helfen, wenn dies nicht das ist, was der Sichbewegende möchte.

Intuitives Wissen zu erkennen, im Unterschied zu Projektion, Bewertung oder Interpretation, kann außerordentlich hilfreich sein. Es gibt Zeiten, in denen ein sitzender oder sich bewegender Zeuge intuitiv weiß, dass der Sichbewegende, der weint, jemanden braucht, der kommt. Es gibt Zeiten, in denen von den anderen gewusst wird, dass der Sichbewegende genau das tut, was er alleine tun muss, und daher wird das Anbieten von Präsenz von da aus, wo man ist, zu einer anderen Art von synchronistischem Ausgang, zu einem anderen Segen. Vielleicht gab es in dieser letzten Runde sitzende oder sich bewegende Zeugen, die sich aus einem solchen Grund der weinenden Sichbewegenden nicht genähert haben. Von einem Ort der Wahrheit aus zu handeln, entweder in Stille oder in Bewegung, kann eine zuversichtliche und wohlwollende Antwort sein.

Manchmal wird die innere Arbeit eines Sichbewegenden durch den Prozess seines Weinens beendet. In dieser Runde beendet das Weinen die Arbeit dieser Frau nicht. Wenn ein Sichbewegender weint, hat er eine weitere Gelegenheit, sich in feinspürigem Abwägen zu üben. Möchte er, dass jemand zu ihm kommt? Wenn er das nicht möchte, kann er bezüglich seiner Grenzen klar sein, so wie es die Sichbewegende in dieser Runde ist: „Ich berühre die Sichbewegende, die weint, aber sie zuckt zurück."

Falls der Sichbewegende Kontakt möchte und keiner kommt, kann sein Innerer Zeuge dann mit seinen Bedürfnissen hinreichend gut umgehen? Wenn er Kontakt möchte und jemand sich ihm nähert, welche Art von Nähe oder Berührung braucht er, welche kann er zulassen? In dieser Phase der kollektiven Arbeit beschäftigen sich die Teilnehmer zunehmend tiefer mit diesen Fragen, die die Beziehung zwischen Schmerz und Trost, Projektion und Intuition betreffen.

Während Intuition in der Erfahrung des Sich-Bewegens und Zeuge-Seins klarer die Führung übernimmt, wechseln die Teilnehmer in eine Art des miteinander Sprechens, die inniger wird. Da sie anfangen, nicht nur ihrer wachsenden Fähigkeit zu vertrauen, die eigenen Projektionen und Bewertungen als zu sich gehörend in die Eigenverantwortung zu nehmen, sondern auch darauf zu vertrauen, dass andere ebenfalls einen hinreichend starken Inneren Zeugen haben, um dasselbe zu tun, wird es angemessen, dass das

Fürwort *du* im Gespräch zwischen ihnen Einzug hält. Bis hierhin ist es wichtig gewesen, den Leitlinien zu folgen, die den formellen Gebrauch von „der oder die Sichbewegende" und „sie" oder „er" unterstützen, was hilfreich war, um jede Person nicht nur davor zu schützen, namentlich genannt zu werden, sondern auch davor, direkt angesprochen zu werden. Wenn die Sprache inniger wird, wird sie oft einfacher, wahrhaftiger. Bisweilen wird die Verbindung zwischen den Worten umso tiefer, je weniger Worte es sind. Nach so vielen Jahren des Übens auf ein bewusstes Sprechen hin zeigt sich in der kollektiven Erfahrung die Geburt von Poesie, wie der Beitrag der letzten Zeugin.

Der bewusste Körper

Gaben

Tzu-kung fragte: „Was denkst du von mir?"
Der Meister sagte: „Du bist ein Gefäß."
„Was für eine Art von Gefäß?"
„Ein Opfergefäß."

KONFUZIUS

Zum Vorschein kommende Formen

Wahre Vollkommenheit scheint unvollkommen,
doch ist sie vollkommen sie selbst.
Wahre Fülle scheint leer,
doch ist sie völlig präsent.

Wahre Geradheit scheint krumm.
Wahre Weisheit scheint töricht.
Wahre Kunst scheint kunstlos.

Die Meisterin lässt Dinge geschehen.
Sie formt Ereignisse dann, wenn sie kommen.
Sie geht aus dem Weg
und lässt das Tao für sich selbst sprechen.

TAO TE KING[4]

*

Reife zeigt sich in der Praxis des Weges Authentic Movement im Phänomen der Präsenz. Es ist nicht notwendigerweise wahr, dass wir jetzt präsenter sind, wenn wir in das Privileg eintreten, aus dem bewussten Körper heraus Gaben einzubringen, aber unsere Fähigkeit, wahrzunehmen, wann wir präsent sind und wann wir dies nicht sind, ist größer geworden. Wenn wir präsent sind, ist mehr sichtbar als die Einzelheiten der persönlichen Geschichte, die in die Materie des Körpers eingraviert sind. Obwohl die Einzelheiten sich

4 Meine Übersetzung orientiert sich am englischsprachigen Original und weicht etwas von der deutschen Ausgabe im Arkana-Verlag ab.

nie wirklich verändern, kann durch eine tiefer werdende Praxis hin zu wachsender Bewusstheit sich doch unsere Beziehung zu ihnen verändern. Diese Veränderung der Beziehung vollzieht sich durch die Erfahrung von gesehen werden, sehen, dazugehören, von berühren und durch andere berührt werden. Ein spürbarer Unterschied zwischen Persönlichkeit und Präsenz wird offenbar, während Geben und Empfangen immer weniger vom Selbst erfordern. Präsenz erlaubt den Gaben, aus dem Körper heraus, aus dem Körper als Gefäß, zum Vorschein zu kommen. Im offenen Raum eines Zeuginnenkreises bereitet der Weg selbst den Boden für die Ankunft solcher Gaben.

Während die Teilnehmerinnen eine Innere Zeugin mit wachsender Klarheit und wachsendem Mitgefühl ausbilden, sehe ich sie eine nach der anderen ankommen, in einem klaren lichten Raum, einem offenen Raum, wie in einer Lichtung. Hier weckt die Begegnung mit einer anderen den Wunsch danach, eine Gabe darzubringen, und weckt den Wunsch nach der Gegenwart und Präsenz einer anderen, die die Gabe empfängt. Vielleicht sind die Teilnehmerinnen in ausreichendem Maße von anderen gesehen worden. Vielleicht wissen sie, dass sie in ausreichendem Maße dazu gehören. Und wenn sie durch Angst oder Ehrfurcht herausgefordert werden, erinnern sie sich vielleicht an die unbeschreiblich strahlende Energie in ihnen und um sie herum. Während sie sich hier gegenseitig würdigen, werden ihre Bewegungen und ihre Worte zu Darbringungen, zu Gaben. Ihre Präsenz wird zu einer Gabe. Während Sehnsucht in die Übung der Konzentration hinein strömt, wird in diesem klaren lichten Raum die Erfahrung von Hingabe und Andacht dem Wissen zugänglich.

Teilnehmerinnen kommen und gehen zu und von diesem klaren lichten Raum im Schweigen, sie treffen sich im Bewegungsraum für viele ganze Tage und reden nur dann miteinander, wenn sie sich dem sprechenden und zuhörenden Aspekt der Praxis widmen, oder in Abendseminaren. Sie wohnen und essen in der Nähe, auch im Schweigen. Dieses Schweigen in der Gemeinschaft gibt den Menschen die Freiheit, nach innen fokussiert zu bleiben, sich aus dem zu entlassen, was gemeinhin als soziale Verantwortung verstanden wird. In der Abwesenheit von gesellschaftlicher Unterhaltung besteht zwischen den Menschen leerer Raum – bei den Mahlzeiten, auf dem Weg zum und vom Bewegungsraum, beim Warten auf dem Rasen gleich hinter der Glyzinie. Das Sehen der eigenen Beziehung zu solch leeren Räumen, das Bemerken des Wunsches, schnell hineinzugehen und sie mit Worten zu füllen, oder das Spüren der eigenen Erleichterung, die aus der Erlaubnis heraus geboren ist, sich nicht sozial beteiligen zu müssen – all dies hilft, mehr Klarheit in das Erleben von Beziehung zu bringen. In dieser Phase der Arbeit fangen einige Teilnehmerinnen an, sich nicht nur nach Schweigen, sondern auch nach Abgeschiedenheit zu sehnen, und gestalten persönliche Retreats als Antwort auf Veränderungen in ihrem inneren Erleben.

In Gesprächen mit mir als Lehrerin entscheidet sich jede Person, die in Erwägung zieht, sich der Praxis der Gaben zu widmen, für eine oder mehrere Möglichkeiten, in der ihre einzigartigen Begabungen weiterentwickelt werden können, geleitet durch ihre individuelle Neigung und Wesensart. Diejenigen, die es drängt, weiter mit der Beziehung zwischen Körper und Sprache zu arbeiten, widmen sich dem Erforschen und Üben des Weges Authentic Movement und verkörperter Text. Diejenigen, die ihr Erforschen und Üben noch weiter auf die Verwandlung der Bewegung selbst richten möchten, widmen sich dem Weg Authentic Movement und Tanz. Da sich der Weg zentral mit dem sich entwickelnden Ausdruck von Körper und Sprache befasst, ist es natürlich, Kreise zu sehen, die von Tanz und Lyrik oder Prosa erfüllt sind. Doch auch Malen, Zeichnen, Bildhauerei, Musik, Theater und Filmkunst, die in Authentic Movement ihren Ursprung haben, sind alles potentielle Welten für reiches künstlerisches Erkunden. Und manche Personen, die in ihrer Praxis zunehmend eine Energie verkörpern, die ihrem Wesen nach transpersonal ist, vertiefen ihre Herzensverpflichtung zum Weg Authentic Movement und wählen diese Form, um ihre wachsende Beziehung zu energetischen Phänomenen zu unterstützen. Wenn eine solche Energie sich durch den Körper bewegt, wird sie zu einer Gabe, die gesehen und empfangen werden kann.

Bei der Annäherung an ein tiefes Eintauchen in verkörperten Text, in Tanz und in energetische Phänomene – und manche wählen alle drei – vertrauen die Teilnehmerinnen ihrem Vorsatz, präsent zu sein, sie vertrauen darauf, dass sie sich danach daran erinnern können, was geschehen ist, als sie sich bewegt haben, als sie Zeuginnen waren. Das Vergegenwärtigen des Verlaufs wird zu einem Aspekt des Erlebens, der von alleine geschieht. „Wo bin ich?" ist seltener die Frage. „Hier bin ich" wird immer häufiger dem Wissen zugänglich. Da die Innere Zeugin beständiger präsent bleiben kann, können die Teilnehmerinnen sich in Richtung einer Vertiefung und Erweiterung der Erfahrung hingeben, bis neue Inhalte, Angst oder Ehrfurcht auftauchen. Dann ist es ganz wesentlich, wieder zum grundlegenden Vergegenwärtigen des Verlaufs zurückzukehren.

Hier an diesem Punkt in der Arbeit mit dem bewussten Körper ist es, wo das Erforschen von intuitivem Wissen aktiver wird. Im vollen und fortwährenden Bewusstsein der Möglichkeit, dass das, was für intuitives Wissen gehalten wird, in Wirklichkeit Projektion sein kann, gibt es jetzt mehr Raum zum Erforschen des Phänomens selbst. Auch wenn die Teilnehmerinnen sich immer für die Möglichkeit öffnen, dass unerlöste innere Themen das klare Sehen beeinträchtigen, entscheiden sie sich jetzt im Langen Kreis zeitweise dafür, ihre Absicht mehr dahin zu verlagern, von einem Ort des intuitiven Wissens heraus Zeugin zu sein.

Aufgrund der immer stärker werdenden Inneren Zeugin der Sichbewegenden, die sich ganz direkt im Dienst ihres eigenen Wachsens weiterentwickelt, ist es für die äußere Zeugin weniger wichtig, im Dienst der Sichbewegenden zu sein. Jetzt entscheidet sich die Zeugin, ihre Beiträge einzubringen, ganz gleich, ob die Sichbewegende, deren Arbeit vielleicht betroffen ist, gesprochen hat oder nicht. Es ist nicht mehr notwendig, sich zu Beginn auf eine bestimmte Mindestanzahl von Zeuginnen im Langen Kreis zu einigen. In allen Bereichen der Arbeit mit den Gaben des bewussten Körpers erweisen sich die Sichbewegende und die Zeugin immer mehr als dieselbe innerhalb des Kreises.

Der Kreis, eine der ersten Formen, die Männer und Frauen kannten, ist eine Form, die in den Kulturen damals wie heute das geistige Leben umfasst und hält. Man kann sich Zeuginnen und Sichbewegende in ursprünglichen Kreisen vorstellen, in denen Heilung geschah, während den Göttern Gaben dargebracht wurden. In der Präsenz eines Kreises wurde Dichtung gesungen, wurde mit dem ganzen Körper getanzt, wurden andere Bewusstseinsdimensionen betreten. Der Geist der großen und kreativen Kraft war damals offenbar und ist auch heute weiterhin in verschiedenen mystischen Traditionen offenbar, in denen Gebete verkörpert und in das Unnennbare hinein gesponnen werden, sie lassen das Selbst leer werden von dem, was bereit ist, freigegeben zu werden, dargebracht zu werden.

Beim Weg Authentic Movement entwickelt sich die Übung in Richtung Präsenz zu Momenten, in denen der Körper als Gefäß als leer erfahren wird. Eine Sehnsucht danach, etwas darzubringen, taucht aus einer solchen Leere auf. Hier, an dieser Stelle, wird die Form selbst durchscheinend. Aus dem Schweigen kommt ein Wort. Aus der Stille kommt eine Bewegung. Aus der Präsenz kommt eine direkte Erfahrung von Energie. In der Dyadenarbeit und in der Arbeit mit dem kollektiven Körper könnte ein Gebet so lauten: „Möge ich in deiner Gegenwart, in deiner Präsenz, fähig sein, meine Wahrheit zu verkörpern, meine Wahrheit in Worten auszudrücken." Jetzt, wenn die Darbringungen aus einer Leere heraus geformt werden, aus einem Ort, an dem das Göttliche im Leben in allen Welten erfahren wird, könnte ein Gebet so lauten: „Möge in Deiner Gegenwart Licht meine Wahrheit im Wort erfüllen, Licht meine Wahrheit in der Bewegung erfüllen."

VERKÖRPERTER TEXT

Der wichtigste Text eines Mystikers …
ist sein menschlicher Körper.

ANTONIO DE NICHOLAS

*

Das Lernen und Üben innerhalb der Beziehung zwischen Körper und Sprache entwickelt sich hin zu Erfahrung mit verkörpertem Text. Worte, die im Körperwissen aufkeimen, in das Bewusstsein hinein geboren werden und in die Welt kommen, in einer Gestalt, benannt und als Gabe eingebracht, können Ausdruck von Hingabe sein. Wenn diese Worte aus einer direkten Erfahrung im bewussten Körper auftauchen, aus einem klaren Raum heraus, nicht belastet durch die Dichte einer spezifischen Persönlichkeit, dann können sie zu Energie werden und das Licht für einen kurzen Blick auf die Vereinigung zwischen einem selbst und dem Göttlichen aufleuchten lassen. Die Worte selbst und die Gedichte, Lieder und Gesänge, zu denen sie im Augenblick des Darbringens werden, können ein direktes Wissen um die Mysterien sein. Manchmal strahlen diese Worte dieses direkte Wissen aus, wenn sie von anderen außerhalb des Textkreises gelesen werden.

Wir fangen mit dem Langen Kreis an, im Stehen anstatt im Sitzen. Das Erleben der Leere aus einer stehenden Haltung heraus erlaubt dem ganzen Körper, von deren Kraft bewegt zu werden, im wahrsten Sinne des Wortes. Wenn man sich in die Leere hinein öffnet, kann man sich gestoßen, gezogen, gewiegt oder zum Schmelzen gebracht fühlen. Das sich Hinein- und Hinausbewegen während der Bewegungsrunde, von Zeugin zu Sichbewegender und von Sichbewegender zu Zeugin, kann durch diesen Haltungswechsel verändert sein.

Ein Ritual beginnt jeden Morgen vor der ersten Runde, ein Ritual, das organisch aus dem Praktizieren heraus gewachsen ist. Aus der stehenden Haltung heraus, nach dem Blickkontakt, nach dem Ertönen der Klangschale und dem Sehen der Leere, tritt jemand in den Kreis und geht auf seiner Innenseite entlang, entgegen dem Uhrzeigersinn, mit offenen Augen. Schritte markieren diesen Raum in diesem Moment, in allen Räumen, allen Zeiten. „Hier bin ich. Hier bin ich mit euch." Da die Teilnehmerinnen in unterschiedlichen Momenten anfangen zu gehen, stehen manche noch, während andere vor ihnen vorbeigehen. Falls eine von ihnen dies wählt, ist hier eine weitere Gelegenheit für eine andere Erfahrung von Blickkontakt zwischen derjenigen, die geht, und derjenigen, die steht.

Einige entscheiden sich dafür, in dieses Ritual mit einzutreten, und diejenigen, die dies nicht tun, bleiben als Zeuginnen stehen. Die Teilnehmerinnen gehen in ihrer eigenen Art und Weise, in ihrer eigenen Geschwindigkeit, bis sie aus einem weiteren Ort des feinspürigen Abwägens heraus handeln und wählen, entweder eine Sichbewegende zu werden oder zu ihrem Platz zurückzukehren und als Zeugin zu stehen. Hier findet eine andere Art von Eingangserfahrung statt, wenn sich die Teilnehmerinnen aus einem Erleben des Gehens anstatt aus dem Sitzen oder Stehen heraus entscheiden, zu Sichbewegenden oder Zeuginnen zu werden.

Der Lange Kreis öffnet sich, entfaltet und schließt sich innerhalb einer Stunde. In der zweiten Stunde schreiben die Einzelnen aus ihren individuell einzigartigen Erfahrungen heraus, als Sichbewegende und als Zeugin. Während die Teilnehmerinnen erforschen, aus der verkörperten Erfahrung heraus zu schreiben, anstatt über sie zu schreiben, können sie neue Möglichkeiten entdecken, um den Abstand zwischen Erfahrung und Wort sowie um ein Ausbleiben dieses Abstands zu wissen. Der Prozess des Schreibens bringt eine erhöhte Bewusstheit für Worte mit sich, die direkt aus dem Körper entspringen.

Die Absicht derjenigen, die schreibt, besteht darin, Erfahrung in Sprache zu übersetzen und/oder Klarheit in Erfahrung zu bringen, um sie bewusst zu machen; die Absicht liegt nicht darin, Dichtung zu schreiben, die schön oder beeindruckend ist. Wenn die Worte anderen als Gabe angeboten werden können, wenn sie aufrichtig empfangen und angenommen, als nährend oder als mitschwingend erlebt werden können, ist dies ein Segen.

Die Schulung feinspürigen Abwägens setzt sich während der ganzen Erfahrung des Schreibens weiter fort. Teilnehmerinnen schreiben fließend oder bedächtig, schnell oder mit Pausen für Tee, Schokolade und Nüsse. Sie verfeinern und schleifen oder ändern nie ein einziges Wort. Sie schreiben von ihrer eigenen Bewegung, ihrem Erleben der Bewegung einer anderen oder von der kollektiven Bewegung. Wenn sie in ihrem Schreiben eine andere einbeziehen, dann wählen die Teilnehmerinnen bewusst zwischen: „Ich sehe einen Mann" oder „Ich sehe ihn" oder „Ich sehe Menschen" oder „Ich sehe dich", was der Sprache erlaubt, den genauen Grad der Nähe widerzuspiegeln, die erlebt wird. Manchmal wenden sie sich bei der Wahl des Fürworts *du* an ihren Gott oder die Mysterien, in die sie sich hineinbegeben.

In der dritten Stunde einer jeden Runde hat die Arbeit ihren Höhepunkt in einem Kreis, sitzend, in dem verkörperter Text als Gabe eingebracht wird. In mancher Hinsicht wird man durch das Vorlesen zu einer Sichbewegenden, und durch das Zuhören wird man zu einer Zeugin. Wie zu Beginn des Langen Kreises fangen wir den Textkreis damit an, unsere Aufmerksamkeit auf die Leere zu richten. Es ist die Leere, aus der heraus die Worte jetzt zum Vorschein kommen. Diejenige, die ihren Beitrag eingebracht hat, beugt ihren Rumpf nach vorne und legt dabei ihre Hände flach auf den Boden, sie würdigt damit das Vollenden ihrer Gabe. Diejenigen, die sich dafür entscheiden, machen die Bewegung mit und würdigen so, dass sie das, was eingebracht wurde, empfangen haben.

Auch wenn Teilnehmerinnen in bestimmten Momenten des Textkreises weiterhin einen spontan gesprochenen Zeuginnenbeitrag anbieten, ist ein Kreis der Gaben in dieser Phase des Übungsweges hauptsächlich ein Lesekreis. Wieder ist feinspüriges Abwägen erforderlich. Was wählt man aus, um es als Gabe einzubringen, und wann und wie wird es eingebracht? Wem wird es dargebracht? Wenn es einer bestimmten Person angeboten wird, dann gibt es die Möglichkeit, diese Person anzuschauen und – nur in sehr erfahrenen Gruppen, wenn es sich angemessen anfühlt – zu Beginn des Beitrags sogar den Namen der Person zu nennen. Manchmal ist es eine Gabe an die ganze Gruppe. Wenn es eine Darbringung an die göttliche Präsenz ist, wird diejenige, die sie einbringt, darin unterstützt, auszuwählen, wohin sie sie richten möchte: hinein in die Leere des Kreises, hinunter zur Erde oder hoch zu den Himmeln, oder vielleicht zur göttlichen Präsenz im Inneren der Person, auf die sich die Gabe möglicherweise bezieht.

Auch wenn die vorrangige Absicht sich hier auf die Praxis des Darbringens und Empfangens richtet, spüren die Einzelnen doch eine tiefer werdende Erfahrung von Gesehenwerden und Sehen, sowie eine stärkere Erfahrung, dazuzugehören, Teil des Ganzen zu sein. Im Textkreis werden Worte zunächst in der Form eingebracht, dass Gedichte oder Prosa vorgelesen werden. Während die Arbeit der Gruppe sich in diesem Gefüge weiterentwickelt, werden einige der eingebrachten Worte von denen, die zuhören, als Echo zurückgegeben. Und später, wenn die Beziehung zwischen Körper und Sprache sich weiterentwickelt, werden die Echos zu Gesängen und Liedern.

* * *

Dieselben sechs Teilnehmerinnen, die bei der Arbeit mit dem kollektiven Körper dabei waren, kommen heute für ein fünftägiges Schweigeretreat, jede und jeder entscheidet sich dafür, die eigene Arbeit zur Beziehung zwischen Körper und Sprache weiterzuführen. Obwohl das Vogelhaus heute Nachmittag leer ist, können wir eine Taube vom Khakibaum rufen hören. Jemand weist darauf hin, wie elegant es aussieht, wenn das weiße Geschöpf die außerordentlich orangefarbene Frucht verspeist.

Es ist Zeit, mit dem Langen Kreis anzufangen. Wir stehen, wir breiten unsere Arme nicht mehr seitlich aus, um den Kreis aus Körpern sichtbarer zu machen, wir vertrauen in unsere energetische Präsenz. Blickkontakt, Leere, den Kreis innen entlang gehen, einige werden zu Sichbewegenden, einige werden zu Zeuginnen. Ich sehe Sichbewegende krabbeln, rollen, sich strecken, rutschen, hinein und heraus aus den zwei Vierecken aus Licht, das durch die großen Türen von der anderen Seite auf den Boden scheint. Ein

Mann sitzt die ganze Zeit über still, mit einer Fläche aus Licht vor sich. Nachdem eine Stunde vergangen ist, schlage ich die Klangschale dreimal an und der Lange Kreis endet damit, dass wir Zeuginnen der Leere sind.

Die Teilnehmerinnen finden einen Platz, an dem sie sich niederlassen, um eine Weile zu schreiben. Eine Frau benutzt ihr zusammengefaltetes Tuch als Kissen, sie sitzt auf dem Fensterplatz gleich innen an der Tür. Ein Mann streckt seine Beine im Gras aus, er lehnt sich dabei an den Baum am Ende des Rasens. Zwei Frauen sind auf der Bank draußen vor der Tür auf der kleinen Veranda und zwei andere Teilnehmerinnen sammeln Kissen und setzen sich bei der Steinschale in der Ecke hin, eine von ihnen hat die Kerze mitgebracht. Ich kann das Licht der Flamme sehen, unten in der Mitte der Schale.

Eine weitere Stunde vergeht und die Teilnehmerinnen kehren für den Lesekreis zurück. Vom Körper zum Wort zum sprachlichen Ausdruck des Körpers – ein langer Faden wird aus Gedichten und Prosa gesponnen, eingebracht von Sichbewegenden, von Sichbewegenden-Zeuginnen und von Zeuginnen. Ein Paradox zeigt sich. Die vollkommene Einzigartigkeit einer jeden Stimme ist unerlässlich, es ist deutlich sichtbar, dass die Gabe an die Gemeinschaft von genau dieser Person eingebracht werden muss. Und genau diese Person kann zu jeder Person werden, wenn andere die Worte aufnehmen, zuweilen in sie eintauchen.

Jetzt fängt eine Sichbewegende an, indem sie ihre Erfahrung vorliest:

In den Kreis eintretend
in das Mandala eintretend
in die Gebärmutter eintretend
hier sicher gehalten
hier genährt
kann ich dieses seltsame
und gesegnete Körperdasein leben
Bauch Knochen Lippen
Tränen Erinnerungen
Gedankenstrom.

Boden der Füße
durch offene Räume zieht
einwärts gedreht
gehen mit ganz nach innen gebeugten
Knien die fast aneinander stoßen
ah es fühlt sich so gut an
halb offen zu gehen
in sich selbst hinein zu gehen
anstatt irgendwo hin.

Eine andere Sichbewegende liest:

Ich gehe im Kreis mit Tränen
ich gehe im Kreis mit Tränen
mit der Zeit
mit einem Lied
ich gehöre dazu
für immer
Danke
gut genug
ich bin gut genug.

Zwei verschiedene Zeuginnen antworten auf das, was sie vorgelesen hat:

Der Schwung deines Gehens
hält für mich die Welt aufrecht.
Ich zähle auf dein Gehen.
Ich zähle auf dein Gehen.

Du rührst den Raum für mich auf.
Du weinst für mich.
Ich brauche dich genau hier genau hier
dass du das bist was du tust.
Während ich den Verlauf deiner Tränen vergegenwärtige
zeichne ich deine Tränen auf.
Ich benenne jede einzelne.

Kummer wallt auf unter meinen Rippen.

Und eine andere Sichbewegende liest:

Die Schale der leere Kelch
füllt sich mit der Welt
lass sie strömen
der Kelch füllt sich mit Licht und Tränen
dein tiefer Kummer und meiner
dieses Licht dieser Nacken dieser Schimmer
diese Faust der Härte ich küsse sie wieder
noch einmal mein kleines hartes Leben
noch einmal diese armselige tragische Welt
diese helle leuchtende Welt
hervor strömend
noch einmal
lass sie strömen.

Ein Mann antwortet, zunächst als Zeuge und dann als Sichbewegender:

Ich sehe dich deine Faust der Härte küssen
Ich küsse meine eigene.

Ich stehe atmend. Deine Tränen schleudern mich
dahin wo ich meinen Schmerz ertrage
ein Vater zu sein
ein Vater von einem Baby
das nie aufhörte zu schreien.
Ich halte sie wieder.
Möge ich die Spannung ertragen,
die Verwirrung ertragen
den Schrecken die Tränen.

Ich halte ein Bündel
und wiege mich vor und zurück
so lange wie es braucht so lange wie es braucht.
Ich halte mein Baby wieder.
Ich sehe die Große Mutter
mich halten während ich mein Baby halte
und Frieden kommt
um meine Arme herum in mein Herz herein.
Ich stehe in Ehrfurcht
haltend ich halte
mein Baby.

Eine andere Sichbewegende liest:

Ich gehe zur Schale
ich war ein Baby dort
verlassen
vor langer Zeit.
Ich gehe zur Schale
meine Beine vibrieren so laut
ich kann kaum
meinen eigenen Atem hören.
Langsam ziehen meine Arme herum
bringen mich kreisend nach unten und in die Quelle hinein.
Ich beuge mich nach hinten
wieder eingetaucht, meine Handgelenke eingetaucht
in die Dunkelheit
so viel dunkles Strahlen im Inneren
dunkles Strahlen so viel dunkles Strahlen.

Der Altar der Leere, ich sehe dich dort ankommen.
Ich sehe dich nach hinten eintauchen
eine Schale von Licht in Bewegung bringen.
Ich bin Zeugin. Ich bin erwacht.
Ich bin Zeugin. Ich meditiere.

Der Unterschied liegt in meinem Fokus auf dich
das du in mir.
Ich meditiere. Ich bin Zeugin.
Ich möchte niemals aufhören.

Drei verschiedene Sichbewegende lesen:

Andächtig. Ich öffne meine Augen und entdecke
dass ich ein Teil war von etwas
das größer ist als ich.

Ich bedecke meine Augen Dunkelheit suchend.

Ich weiß nicht, ob dies der Moment ist, mich zu bewegen oder ruhig zu sein. Ich weiß nicht, ob dies die Zeit ist, Zeugin zu sein, oder die Zeit, weiter zu gehen. Ich weiß nicht, ob dies der Moment ist, mich nach links oder nach rechts zu wenden, meine Schulter ein wenig zu heben, einen Finger oder einen Daumen oder eine ganze Hand zu bewegen. Ist dies der Moment, dich zu berühren? Ich kann es nicht wissen. Ich bewege mich zur Mitte.

Ich bin in der Schwebe, während du dich nach rechts wendest, deine Schulter hebst, einen Finger und jetzt deine ganze Hand bewegst. Erleichtert sehe ich, wie du dich zur Mitte bewegst, als ob du schwebst, als ob du getragen wirst. Ich werde schwerelos.

Hier liest eine Sichbewegende ihren Beitrag von einigen Momenten zuvor weiter vor:

Ich bedecke meine Augen Dunkelheit suchend.
Das Becken hebend Zentimeter um feinen Zentimeter
einatmend
empfängt meine Yoni die Welt
mein Becken absenkend Zentimeter um Zentimeter
gebiert meine Yoni die Welt.
Ich zittere.

Ich singe. Du kommst
und nimmst meine Hände von meinen Augen
nimmst meine Hände in deine.
Deine Hände weich und menschlich
deine Hände hören mein Lied.
Mein Lied singt sich selbst.

Eine Sichbewegende-Zeugin antwortet, gefolgt von einer Zeugin:

Nicht wissend
nicht wissend was ich tun soll
wünsche ich mir
wünsche ich mir jemanden
der mich führen kann.
Wenn ich mich zur Mitte des Kreises
bewege tauchst du auf
genau wie ich es mir vorgestellt habe, auf dem Boden
tief unten und singend, du singst
das Lied das ich so sehr brauche.
Ich nehme deine Hände in meine
ich höre zu.

Ohne Zögern
lege ich mein Herz in deine Hände
spüre feine Schichten deiner
Präsenz sich in mir niederlassen.
Ich erkenne dich.

Eine andere Sichbewegende liest:

Wie ist meine richtige Haltung
beim Gebet? Auf meinen Knien
presse ich meine Handflächen zusammen
über meinem Herzen. Nein.
Ich lege eine Hand
ganz oben auf meinen Kopf

die andere Hand auf mein Herz.
Nein.
Jetzt gehen meine Hände
mit den Handflächen nach außen gewendet
seitlich von mir nach außen
und ich komme in meinem Zentrum an.
Mich kaum von Seite zu Seite drehend
empfange ich.
Mein Gebet ist empfangene Energie.
Ich bete.
Mein Gebet ist gerichtete Energie.

Dies ist der Ort für Gebet.
Ich bete mein geheimes Gebet
    für meinen Mann, für mich selbst, für uns alle.
Dies ist der Ort für Gebet.
Gebet erfüllt mein Zeugin-Sein.
Vergib mir. Sehe ich dich wirklich?
Vergib mir.
Ich sehe Gebet
    wenn du den Kreis entlang gehst.
Ich sehe Gebet
    während du das Baby hältst.
Ich sehe Gebet
    wenn du dein Handgelenk in die Schale eintauchst.
Ich sehe Gebet
    in deinen Händen die deine Augen bedecken
    Gebet in ihren Händen in deinen.
Ich sehe Gebet
    während deine Hände seitlich nach außen kommen.
Sehe ich dich wirklich?
Vergib mir.
Dies ist der Ort für Gebet.

In dieser letzten Runde an diesem letzten Morgen
ist es das Fenster nach draußen das mich ruft
ist es das Feuer im Inneren das mich ruft
beide Welten im Inneren meines Körpers im Gleichgewicht haltend
wie kann ich dieses letzte Gebet sprechen
dieses Gedicht ist mein Gebet
ich spreche die Namen meiner Liebsten in die Schale hinein
ich spreche die Namen meiner Liebsten in die Schale hinein
ein Schatten zieht vorüber
ein dunkler Schatten von Wunden Verletzungen Verlust Zorn Kummer
mein Leben mein Wesen   es gibt nichts in Ordnung zu bringen
mein Leben ist ein schwarzer Stein
mein Leben ist eine weiße Feder
möge die Leere uns segnen
möge die Freude groß sein
mögen wir weitergehen
mögen wir weitergehen
ich höre dein Lied.

***

Ich schaue zu, wie der Wind die Blumen bewegt, ich sitze auf der Bank draußen vor der Tür zum Bewegungsraum und warte darauf, die Teilnehmerinnen für ein weiteres Retreat zu begrüßen. Sie kommen im Schweigen an, zwei zunächst, jetzt eine, jetzt drei. Eine Frau trägt einen Strauß Cosmeen, alle weiß. Ich stelle sie in eine Vase auf den niedrigen Tisch und wir fangen an: Blickkontakt, Leere, den Kreis entlang gehen, Zeugin sein und sich bewegen – und dann schreiben, Erfahrung vom Körper in Sprache übersetzen.

Während die Teilnehmerinnen sich darauf vorbereiten, etwas von dem vorzulesen, was sie geschrieben haben, beschreibe ich eine neue Art sich einzubringen, die sich organisch aus der Praxis des Textkreises heraus entwickelt hat. Worte, von denjenigen gesprochen, die ihre Gaben einbringen, haben angefangen, in die Antworten der Zuhörerinnen einzufließen, sie tauchen in ihren Beiträgen auf und bilden Echos.

Jemand liest seine Erfahrung vor, entweder als Sichbewegende oder als Zeugin. Neben dem Antworten durch Blickkontakt oder durch das Vorlesen von etwas weiterem, das sich chronologisch oder inhaltlich passend anfühlt, lade ich euch als Zuhörerinnen ein, ein Wort oder einen Satz, mit dem ihr mitschwingt, als Echo zu wiederholen. Diese Erfahrung unterscheidet sich deutlich von der bisherigen Arbeit, in der die Antworten der Zeuginnen auf das, was die Sichbewegenden sagen, im Dienst der Sichbewegenden stehen. Ich lade euch jetzt ein, bestimmte dargebrachte Worte als Echo zu wiederholen, weil sie sich so anfühlen, als ob sie zu euch gehören, während ihr sie empfangt, weil ihr von ihnen angezogen werdet.

Eine Sichbewegende liest:

> In den Kreis eintretend
> in das Mandala eintretend
> in die Gebärmutter eintretend
> hier sicher gehalten.

Während wir alle dieser Sichbewegenden beim Vorlesen zuhören, kann jede, die ein Wort oder einen Satz hört, den sie wiedererkennt, dies als Echo zurückgeben, indem sie die genau gleichen Worte benutzt, die vorgelesen wurden – eine Gelegenheit, sich im Empfangen von dem, was eingebracht wird, zu üben.

Jetzt wiederholt eine Zuhörerin als Echo:

> hier sicher gehalten

Ebenso wiederholt eine andere Person als Echo, wiedererkennend:

> hier sicher gehalten

Diejenige, die ihre Gabe einbringt, oder diejenige, die zuhört, kann selbst auch ein Wort oder einen Satz als Echo wieder und wieder und wieder sprechen und die Worte sich ändern und weiterentwickeln lassen. Hier gibt eine Zuhörerin ein Echo:

hier sicher gehalten
ich bin hier sicher gehalten
ich bin hier sicher
hier bin ich, sicher gehalten
hier bin ich

Eine andere Zuhörerin antwortet jetzt im Echo darauf, wie sich das Gelesene verändert:

hier bin ich
hier bin ich
ich muss hier sein

Und ein anderer bringt seine Art des Echos ein, er ändert die Worte noch weiter, damit sie seine Erfahrung widerspiegeln:

ich muss hier sein
Dankbarkeit, Dankbarkeit
möge ich bleiben
möge ich bleiben

Manchmal wiederholen viele dasselbe Wort oder dieselben Worte der Vorlesenden als Echo:

Dankbarkeit

Dankbarkeit

Dankbarkeit

Dankbarkeit

Dankbarkeit

Während die Innere Zeugin im Wiedergeben von Worten und Tönen als Echo an Klarheit gewinnt, wird die Unterscheidung zwischen Sichbewegender und Zeugin nicht nur weniger klar, sonder auch weniger wichtig. Der ursprüngliche Beitrag ist freigegeben, verwandelt, während die Gemeinschaft dem eine Stimme gibt, was empfangen, was wiedererkannt worden ist.

Sichbewegende und Zeuginnen fühlen sich auf unerwartete Weise gesehen, obwohl die Absicht bei der Wahl, etwas als Echo wiederzugeben, nicht darin liegt, durch das Wiederholen der Worte im Dienst derjenigen zu sein, die vorgelesen hat. Bisweilen werden die Echos als archetypische Wellen von Weisheit erlebt. Die Sichbewegende braucht die Zeugin. Die Zeugin braucht die Sichbewegende. Diejenige, die etwas einbringt, braucht diejenige, die empfängt. Diejenige, die empfängt, braucht diejenige, die darbringt. Präsenz wird möglich aufgrund der Präsenz einer anderen.

Es ist Zeit, mit dem Textkreis anzufangen. Wir kommen zusammen, sind Zeuginnen der Leere, wir wissen nicht, was auftauchen wird.

> Ich widme mich wieder meiner Angst und bin die erste, die in den leeren Kreis eintritt, geschützt durch mein *Tallit*. Rufe ich jede von euch im Zeuginnenkreis, in mein Singen mit einzustimmen? Verkünde ich einfach: „Ich bin bereit. Komm, wenn du es bist."? Ich gehe, mich selbst umklammernd. Tränen, so viele Tränen. Leise spreche ich das *Shema* und jetzt singe ich.
>
> ich bin bereit
>
> ich bin bereit

Zwei verschiedene Zeuginnen antworten:

> *Wieder und wieder geht das Lied ewig*
> *die Augen geschlossen die Lippen zitternd*
> *das Gesicht nach oben gewandt*
> *der erste Schrei meines Enkels*
> *das endlose Wehklagen der alten Frauen*
>
> *das endlose Klagen*

Du gehst klagend im Kreis
rührst den Raum auf rührst den Raum auf
mit Tönen wie ein Fluss
rührst den Raum auf
hüllst den Raum ein
Fluss aus Tönen
hüllst den Raum ein
Fluss aus Tönen
Shema Shema
rührst den Raum auf.

Fluss aus Tönen

Jetzt liest eine Sichbewegende-Zeugin:

Ich gehe hinein oder geht es in mich hinein?
Meine Hände diese Hände sie berühren
dein Klagen dein Atmen deine Schreie
diese Erde zieht mich jetzt nach unten
ich lehne mich nach hinten offener Mund eingesaugte Luft
wieder ausgepustet bin ich leer, leer und zum Leuchten gebracht
ich verschwinde hier am Altar meines Körpers
ich bin eine Sichbewegende die sich auflöst
nur Hände nur Mund nur runder dunkler Ton
und sich öffnendes Licht.
Öffnend bin ich überhaupt nicht hier
öffnend bin ich nur hier.

ich gehe hinein oder geht es in mich hinein?

diese Erde zieht mich nach unten

und sich öffnendes Licht

Nachdem sie die Echos gehört hat, antwortet jetzt diejenige, die den Text eingebracht hat, indem sie ihre eigenen Worte wiederholt, auf eine neue

Weise diesmal, als würde sie ihre Worte zum ersten Mal hören, dankbar, dass sie ihr zurückgegeben werden:

und sich öffnendes Licht
und   sich öffnendes Licht
und   sich öffnendes Licht

Eine andere Sichbewegende liest:

Meine Füße im Kreis entlang ziehend
ziehen meine Füße mich tiefer in die Öffnung hinein
die Öffnung die ich erinnere.
Ich erinnere eingehüllt in den Kreis
eine alte Öffnung.
Ich erinnere die Öffnung vom September
und die Öffnung von gestern.
Ich erinnere mich: dies ist meine Arbeit
öffnen.
Ich erinnere mich daran, wieder
und zum ersten Mal.
Mein Kopf fällt nach unten.
Meine Wirbelsäule senkt sich in die Länge.
Fallend erinnere ich
erinnern zögern zittern
ich atme ein großes Zittern
entdecke dabei ein Nahsein von dir
in einem Zittern
eine übereinstimmende Schwingung
von Hand und Ferse.
Das Nahsein von dir macht
etwas möglich.

dies ist meine Arbeit, öffnen

das Nahsein von dir macht
etwas möglich

Eine Sichbewegende-Zeugin antwortet:

> Zitternd stehe ich sehr nahe bei dir
> dir zugewandt.
> Das ist wo ich stehe.
> Ich weiß nicht wer du bist
> aber ich fühle dich in mir.
> Das ist wo ich stehe.
>
> ich weiß nicht wer du bist
>
> das ist wo ich stehe

Eine andere Sichbewegende liest:

> Ich drehe mich spiralförmig nach unten durch den Erdkörper
> durch unsere bedrohte und verletzliche Erde
> hinunter durch einen Strudel
> auf dem Weg genau zum Mittelpunkt
> ich spüre Luftwellen, Seelenwellen
> die sich durch meine Finger bewegen
> durchtränkt
> vom heiligen Atem des Nichts
> alles erzeugend
> genau hier genau hier
> hier in meinen Händen.

Eine Zuhörerin gibt ein Echo und fährt in Richtung ihrer eigenen Erfahrung fort:

> heiliger Atem des Nichts
> genau hier hier in meinen Händen
> hier ich halte es
> ich halte mein Heiligsein
> meine Seele genau hier
> ich bin hier
> ich bin heilig

Eine Zeugin liest:

Deine Finger, ich sehe deine Finger
Licht durchkämmen
Leben durchkämmen
mein Leben
meine Erinnerungen entdecken
meine verlorenen Orte.
Im Durchkämmen findest du sie
für mich wieder. Ich erinnere dich.

meine verlorenen Orte

durchkämmen

Eine Sichbewegende liest:

Ich höre dem Wind draußen zu
ich höre den Tönen drinnen zu
auf meinem Rücken liegend meine Hände bilden Schalen
dichte Höhlen über meinen Augen.
Mit meinen gebogenen Zehen
kommt mein Fuß nach oben
ein Auge jetzt in seiner Sohle
ein Sehrohr das dich sieht.
Dieses Auge mein Auge wandert
kommt in der Innenfläche meiner Hand an
sieht jetzt mein anderes Auge
in der Innenfläche meiner anderen Hand.
Meine Hände öffnen sich strecken sich aus
kommen näher
ich sehe mich wie ich mich selbst sehe
durch Licht
Licht zwischen meinen Händen.

Drei verschiedene Zeuginnen bringen die gleiche Erfahrung ein:

Ich sehe Licht zwischen deinen Händen.

Ich sehe Licht zwischen deinen Händen.

Ich sehe Licht zwischen deinen Händen.

Zwei verschiedene Sichbewegende lesen, und dann fährt die erste fort:

Ich sehe Licht in dem leeren Gefäß
ich krabble zu ihm
falle rund nach unten
ins Nichts
auf dem Weg zur Stille.
Ich sehne mich nach Stille
dass das unablässige Geschichtenerzählen
zerfließt, in Schweigen hinein sickert.
Während Töne des Kreises
mich zum Sickern bringen
und Fallen
legt jemand ihren Körper
an die Sohlen meiner Füße
als ob ich leben würde
als ob ich dazugehören würde. Bleibe.

ich sehne mich nach Stille

bleibe, bleibe bei mir, bleibe

Ich gehöre dazu
bin die die ich bin
alles
was ich bin
für eine lange lange
Zeit
in Wahrheit für die Ewigkeit

mitten unter uns allen
bin ich hier.
Es wird jetzt nicht lange dauern
es kann nicht lange dauern
bevor ich mich erinnere
dass es meine Vorliebe ist
dazuzugehören.
Es ist deine in mir.
Lange währe Bewusstheit
lange währe Mitgefühl
lange währe
Zugehörigkeit.

ich bin hier bin die die ich bin
alles was ich bin

bevor ich mich erinnere

lange währe Bewusstheit

bevor bevor

dazugehören

Du bleibst
an den Sohlen
meiner Füße
oder ist dies Gott?
Ich höre:
„Du bist in Ordnung
ich kenne deinen Schmerz
ich bin bei dir
du bist nicht allein."
Ist dies Gott?

ist dies Gott?

ist dies Gott?

ich bin bei dir

Eine Sichbewegende liest als eine letzte Gabe:

Ich gehe noch einmal hinein
Minuten vor der Klangschale
gehe zu meiner Haarspange
diese hier
die ich im Raum gelassen habe
die ich vergessen habe
als ich wieder eine Zeugin wurde.
Ich sehe sie jetzt.
Ich sehe dass ich
einen Teil von mir zurückgelassen habe
den ich nicht mehr brauche.
Ich gehe noch einmal hinein
Minuten vor der Klangschale
ich lege mich hin
hineingleitend
lasse ich meine Haarspange
in meine Tasche gleiten
hineingleitend
in das ruhig gewordene
Meer der Stille
aus zartem seidigem
Licht für ein paar kostbare Minuten
mit offenem Haar.

* * *

Der kalte Winterregen ist wieder gekommen – mehr Wollsocken, mehr Kerzen, mehr heißer Tee. Die weißen Narzissen hier auf dem Tisch müssen Sehnsucht haben. Sie sind prachtvoll, wie sie sich in den Raum hinaus strecken. Wir fangen damit an, dass wir den Kreis entlang gehen, das Geräusch des Regens flutet in unsere Stille hinein. Die Teilnehmerinnen bewegen sich und sind Zeuginnen, schreiben und ruhen sich aus und bereiten sich darauf vor, am Geschenk des Darbringens teilzuhaben, am Geschenk des Empfangens teilzuhaben.

Während der Kreis der Gaben sich weiterentwickelt, dauern die Echos weiter an. Einige Teilnehmerinnen fangen an, beim Vorlesen Gesten zu machen. Manchmal lesen Teilnehmerinnen ein Stück einmal vor, legen ihr Buch ab, wiederholen ihren Beitrag oder einen Teil davon wieder und wieder und machen beim Sprechen Gesten. Manchmal werden Echos zu Gesängen oder Liedern, einige mit damit einhergehenden Gesten, einige ohne. Während die Worte wieder zurück in die Bewegung kommen, zurück in den Körper, werden die Teilnehmerinnen ermutigt, ein Wieder-Hineinbegeben zu erforschen, oder ein Hineinbegeben in einer erstmalig neuen Art und Weise. Wir bewegen uns vom Körper zum Wort und wieder zurück zum Körper, aber diesmal kommen wir aufgrund einer wachsenden Inneren Zeugin an einem neuen Ort an. Wir kommen mit Dankbarkeit an einem neuen Ort an, da der Abstand zwischen dem sich bewegenden Selbst und der Inneren Zeugin, zwischen dem Körper und dem Wort, kleiner wird.

Es ist beängstigend anzufangen, wir beginnen.
Lass Freiheit herein
mein Körper löst sich
lass ihn sich lösen
mein Körper wird frei wird gelöst
wage ich ihm zu gehorchen wage ich ihm zu gehorchen
kann ich diese Freiheit aushalten?
Gehe den Kreis schüttle Arme schüttle Arme
sitze, stehe
auf Zehenspitzen und atme
lass Licht herein
ich berühre das Licht
das Glitzern und Schimmern
jetzt ist es hier jetzt ist es fort
jetzt ist es hier jetzt ist es fort

ein Moment!
ein strahlender Moment
mein Körper wird frei wird gelöst in Wasser
oh ich ströme jetzt als Fluss
lass es strömen
lass Energie kommen
lass Energie gehen
eine Minute hier in der nächsten Minute fort
das Schimmern
das Licht
mein Körper
lass ihn frei.

Die Lesende fährt fort:

das Schimmern das Licht mein Körper lass ihn frei
das Schimmern das Licht mein Körper lass ihn frei
das Schimmern das Licht mein Körper lass ihn frei
das Schimmern das Licht mein Körper lass ihn frei
das Schimmern das Licht mein Körper lass ihn frei

Andere schließen sich ihr im Rhythmus dieses Gesanges an, sie wiederholen ihn wieder und wieder, wieder und wieder, für eine sehr lange Zeit, bis er sich auf natürliche Weise vollendet. Nach einer Zeit des Schweigens liest die nächste Person, sie öffnet ihre Handflächen vor ihrer Brust, ihre Hände pulsieren in einem Rhythmus, der synchron mit ihren Worten einhergeht:

Gnade
sie kommt in mich
durch die Innenseiten meiner Hände.
Ich küsse diesen Ort
der es versteht sich zu öffnen
erinnere mich
dass dies mein einziger Moment ist
genau jetzt dies mein einziger Körper

meine einzigen Finger meine einzigen Zehen.
Dieser Mann in meiner Nähe
dieses Pochen in mir
alles was ich habe alles was ich bin
existiert genau jetzt.

dies mein einziger Körper

dies mein einziger Körper

alles was ich habe

Eine Zeugin liest in Beziehung zu einer Sichbewegenden, die sich nicht dazu entschieden hat, vorzulesen:

Wieder und wieder und immer wieder
reiben deine Daumen übereinander
trösten mich
beruhigen mich
wieder und wieder und immer wieder
vertraue ich dir dass du so lange bei den kleinen Bewegungen bleibst
wie das Bedürfnis danach andauert.
Mit dir schätze ich die kleinen gewöhnlichen Wunder.

Eine Sichbewegende liest:

Gerade jetzt
sammeln sich
ein Tropfen aus meinem linken Auge
ein Tropfen aus meinem rechten Auge
in der Vertiefung
zwischen meinen Schlüsselbeinen.

Es gibt eine Höhle hinter
der kleinen Grube zwischen
diesen beiden Knochen

weit im Inneren des geheimen Reiches
deiner Kehle.
Und ich folge im Inneren meiner Höhle
gehe zu einem inneren Treffen
mit den wärmsten liebevollsten
Göttern meiner Verletzlichkeit.

im Inneren meiner Höhle

wärmsten wärmsten wärmsten

diese beiden Knochen
diese beiden Knochen

Ein Zuhörer wiederholt *„diese beiden Knochen"* als Echo und singt jetzt diese Zeile immer wieder, er legt dabei seinen Finger in *„die kleine Grube zwischen diesen beiden Knochen"*. Andere stimmen in den Gesang mit ein und manche machen auch die Bewegung mit. Jetzt höre ich die drei Worte, wie sie zum Klang eines bekannten Reimes gesungen werden, und während wir alle einstimmen, sehe ich viel Lächeln, spüre ich viel Freude. Langsam, während das Lied wieder und wieder gesungen wird und sich zu dem öffnet, zu dem es wird, wandelt sich das Helle zu einem Basston, die Worte ändern sich leicht und spielend von *„diese beiden Knochen"* zu *„meine Knochen"* zu *„nachhause"* zu *„komm nachhause"*, das Lied bewegt sich zurück zu einem Gesang und schließlich, während die Hände der Teilnehmerinnen *„die kleine Grube zwischen diesen beiden Knochen"* klopfen, bewegen sich die Worte von *„komm nachhause, komm nachhause"* in die Stille hinein. Eine Weile ruhig und still öffnet sich der leere Raum für eine weitere Gabe:

> Ich habe Angst davor gehabt, zu fühlen, zu viel zu fühlen. Ich bitte um dieses: zu fühlen. Ich möchte alles fühlen – Enttäuschung, dunkle Scham, reine Freude. Ich empfange einen Tanz und tanze ihn so gut ich kann, wenn auch zuweilen schwerfällig. Aber ich bin dieser Tanz. Dieser Tanz ist mein Geschenk. Kann ich es weggeben? Ich schicke den Segen nach außen. Mein Pfad des Fühlens führt mich zu euch, zu

diesem Kreis, zu diesem Moment. Es ist nicht der perfekte Ort für mich. Es ist der einzige Ort gerade jetzt, hier wo ich bin. Ich bin nicht die perfekte Person, die hier sein soll. Ich bin hier.

ich habe Angst zu viel zu fühlen

ich habe Angst zu viel zu sein!

ich bin nicht die perfekte Person

ich bin nicht perfekt
ich bin nicht perfekt

Ich bin hier in Flammen
ein Feuer das mein Tuch flattern lässt meine Arme hebt
mein Feuer atmend
mein Körper ist eine Flamme
meine Handgelenke halten Fackeln
oben ist unten hell ist dunkel innen ist außen
Worte brennen herauf mit Atem
jenseits von Sprache
jenseits von irgendwem der da ist den es kümmert
wo ist das Wort
hier ist das Feuer.

Du flatterst und bewegst dich nach oben
ich senke meine Hände
auf den Boden
erde meine Hitze
erde mein Vibrieren
erde mein Feuer.

Eine weitere Sichbewegende bringt ihre Gabe ein:

Hämmernde Fersen sich steigernder Rhythmus
Kopf nach hinten geworfen

mein Mund ein offener Kreis
ich tanze im Feuer.
Ich tanze auf dem Feuer.
Ich bin das Feuer.
Ich bin in Ekstase.
Mein Herz schlägt wild.
Mein Herz schlägt wild.
Ich brenne.
Mein Herz schlägt wild.
Mein Herz schlägt wild.
Ich bin große Energie.
Ich bin große Energie.

Groß
wild
Feuer, wildes Feuer
verbrennt meine Wirbelsäule
brennt
während ich dich
tanzen sehe
während ich
dein Licht empfange
Raum deutlich machend
Raum deutlich machend.

Nach dem Hören der Erfahrung einer Zuhörerin fährt dieselbe Leserin damit fort, mehr einzubringen, vielleicht ermutigt durch das Gefühl, gesehen zu werden, angenommen zu werden:

Kann ich es in mir halten?
Hält es mich in sich?
Ich bin in der Energie.
Die Energie ist in mir.
Ich bin im Inneren des Göttlichen.
Das Göttliche ist in mir.

Mein Herz schlägt wild.
Mein Herz schlägt wild.
Mein Herz schlägt wild.
Ich brenne.
Ich kann jetzt nicht schauen
und ich kann nicht sprechen.
Mein Herz schlägt wild.
Zu meinem Platz zurückkehrend
höre ich eine innere Stimme:
„Komm nach hause
Komm nach hause."

ich brenne

kann ich es halten?

ich kann nicht sprechen

ich kann nicht schauen

komm nach hause
komm nach hause

„Komm nach hause, komm nach hause." Wir hören diese Worte, die schon in dieses kollektive Feld eingebracht worden waren, jetzt viele viele Male geflüstert, bis zwei Teilnehmerinnen sie zusammen flüstern, während sie sich langsam aufeinander zubewegen, zum Mittelpunkt des Kreises der Gaben hin. Die Intensität wächst im Blickkontakt und in den flüsternden Stimmen, bis ein mehr geerdeter Gesang ertönt. Anstatt in der Mitte zu bleiben, rutscht jetzt jede der beiden weiter auf ihren Knien hinüber zur anderen Seite des Kreises, sie tauschen ihre Plätze. Der Gesang bewegt sich zurück zu einem Flüstern und schließlich zurück in die Stille, in die Ruhe. Eine lange Zeit vergeht, und eine weitere Sichbewegende spricht, ihre Stimme zittert:

Bebend und zitternd
zitternd und bebend
keine Worte
keine Gefühle
ich weiß nicht.
Drehend auf den Boden gehen
am Rand des Kreises
warten
keine Antworten
ich weiß nicht.

ich weiß nicht

ich weiß nicht

ich weiß nicht

Wir sitzen im Kreis
unsere Körper um dich herum.
Ich sehe dich. Ich spüre dich.
Ich halte dich nicht wissend.

Sitzend
Gebete in einem Kreis
Gebete
in euren Augen den Handflächen eurer Hände
den Sohlen eurer Füße
berühren Gesichter berühren Wirbelsäulen
wir halten
den lebendigen Geist
seine vielen Altäre in unserem Fleisch
große Mutter Kirche.

wir halten den lebendigen Geist

Ich gebe alles auf
um am Altar dieses Momentes zu sein
ich opfere Scham und Angst
und genüge ich
um am Altar dieses Moments zu sein
ich lasse los
lasse den Ort deiner Kehle los
wo die Tränen sich sammeln
lasse das Geschenk deines Tanzes los
lasse das Flattern deines Tuches los
lasse deine hämmernden Fersen los
lasse dein Zittern und Beben los
lasse los um
am Altar dieses Momentes zu sein.

ich lasse los, lasse los, lasse los

Ich verbeuge mich tief vor dem Kreis
und vor allen die sich darin bewegt haben
eine große Ehre
seine sanfte Weite zu berühren
über ihn zu fließen wie Wasser
ihn zu glätten und zu harken
den Zen Tempel Garten.

Tanz

Hinter allen Ereignissen und Dingen lebt eine kaum benennbare Kraft.
Eine verborgene, vergessene Landschaft breitet sich da aus,
das Land des Schweigens, das Reich der Seele,
und in der Mitte dieses Landes steht der schwingende Tempel ...,
in dem sich alle Leiden und Freuden, alle Sorgen und Gefahren,
alle Kämpfe und Erlösungen sammeln und bewegen.
Der stets sich wandelnde schwingende Tempel,
der sich aus Tänzen aufbaut,
aus Tänzen, die Gebete sind, ist die Kathedrale der Zukunft. ...
Wir alle sind eins, und es geht um die große Seele,
aus der heraus und für die wir zu schaffen haben.

RUDOLF VON LABAN[5]

*

Der Weg Authentic Movement hat seine Wurzeln sowohl im alten wie auch im modernen Tanz. Wenn wir uns zurückbewegen durch das Leben von Tänzern des modernen Tanzes, weiter zurück durch das Leben von Balletttänzern, weiter zurück durch die Zeiten und Kulturen, in denen der Tänzer eine Zeremonie abgehalten hat, dann kommen wir zu einer Zeit, in der Sein und Tanzen nicht voneinander zu trennen waren. Die Geschichte des Tanzes berichtet uns vom großen und natürlichen, ursprünglichen Wunsch von Frauen und Männern, im Kreis zu tanzen, die Fülle der Lebenszyklen zu tanzen, unabhängig von Ort oder Zeit, Kultur oder Sprache, unabhängig

---

5 In der englischen Ausgabe ist das Wort ‚Kathedrale' mit Tempel übersetzt.

vom Namen Gottes. In solchen Zeiten ist das Gebet der tanzende Körper. Tänze des Leidens werden zu Tänzen der Heilung. Tänze für und mit den Göttern werden zu Tänzen wegen der Götter. In diesem einen Kreis, ganz, in der gegenseitigen Präsenz, ist das Verkörpern des Geistes heilend. Hier sind die Wurzeln des Weges Authentic Movement alle offensichtlich: Heilungsarbeit, Tanz und Mystik.

Während Tanz von einem verehrenden Ausdruck des kollektiven Körpers im Ritual sich zum westlichen Ausdruck des individuellen Körpers in einer Vorführung hin entwickelte, tanzten immer weniger Menschen. Während die Entwicklung des Weges Authentic Movement sich zur Arbeit mit dem kollektiven Körper herausbildete, fingen mehr Menschen an, wieder zu tanzen, manchmal auf neue Art und Weise, mit mehr Bewusstheit, mehr Freiheit. Unabhängig davon, ob Sichbewegende ohne Bewegung sind oder sich bewegen oder tanzen, können sich die Zeuginnen zeitweilig wie ein Publikum fühlen. Fragen tauchen auf zur Beziehung zwischen der Erfahrung, eine Darstellende zu sein, und der Erfahrung, eine Sichbewegende zu sein, in einem Publikum zu sein und eine Zeugin zu sein. Sowohl Darstellende als auch Sichbewegende wünschen sich, gesehen zu werden. Sowohl Publikum als auch Zeuginnen haben den Wunsch zu sehen.

Während die Innere Zeugin stärker wird, können Sichbewegende einen Unterschied spüren zwischen der Erfahrung, angeschaut zu werden, und der Erfahrung, gesehen zu werden. Diejenigen, die darstellen, können eine Veränderung hin zum Bewusstsein als Sichbewegende spüren, während sie in Beziehung zu ihrem Publikum arbeiten. Zeuginnen können eine Veränderung spüren zwischen der Erfahrung, anzuschauen, und der Erfahrung, zu sehen. Wenn sie sich als Publikum erleben, können sie eine Veränderung hin zum Bewusstsein als Zeugin erfahren, wenn sie in Beziehung zu den Darstellenden kommen. Hier, wenn Gaben im Tanzkreis eingebracht werden, gibt es Momente für Einzelne – und manchmal für eine ganze Gruppe –, in denen es keine Trennung zwischen derjenigen gibt, die tanzt, und derjenigen, die den Tanz sieht.

Eine Erfahrung von mystischem Tanz bildet sich bei diesem Weg aus Bewegungen heraus, die innerhalb von Authentic Movement entdeckt werden.

Die Tänze sind für die Sichbewegenden und für die Zeuginnen mystisch, wenn die Energie der Bewegung aus einer direkten Erfahrung im bewussten Körper entsteht. Die Bewegungen leer vom eigenen Ich werden lassen – so kann Bewegung auf geheimnisvolle Weise zu heiligem Tanz werden.

* * *

Dieselben sechs Teilnehmerinnen kommen für ein fünftägiges Schweigeretreat an, um mit dem Erforschen der Beziehung zwischen dem Weg Authentic Movement und Tanz zu beginnen. Wir pflücken Äpfel von den Bäumen hier im Obstgarten, bringen sie in den Bewegungsraum und schälen und entkernen sie, füllen das leere Gefäß mit Kernen und Schalen, Stielen und Blättern. Wir sprechen über die neuen Formen, in die sich die Praxis entwickelt, Formen, die organisch aus dem Sichbewegen und Zeugin-Sein im Langen Kreis gewachsen sind.

Wir fangen mit einem Langen Kreis an, im Stehen, wir nehmen Blickkontakt auf, sind Zeuginnen der Leere und gehen an der Innenseite des Kreises entlang, wobei wir wählen, ob wir mit denen, die noch stehen, Kontakt aufnehmen oder nicht. Einige machen als Sichbewegende weiter, andere werden zu Zeuginnen. In dieser Arbeitsform ist Stehen wieder die vorrangige Haltung der Zeugin, mit Sitzen als Alternative. Nach dem Langen Kreis folgt eine kurze Übergangsphase, in der die Teilnehmerinnen bestimmte Bewegungen notieren oder zeichnen, die sie als fesselnd erleben, eigene Bewegungen oder die einer anderen. Die Bewegungen werden nicht benannt. Die innere Erfahrung der Bewegung wird nicht benannt. Stattdessen begeben sich die Teilnehmerinnen bewusst wieder in die Bewegung hinein und erlauben es den Bewegungen, sich zu verändern.

Auch der Tanzkreis beginnt damit, dass alle stehen, und wird so fortgesetzt. Nachdem die Teilnehmerinnen Blickkontakt aufgenommen haben, ertönt die Klangschale und wir sehen die Leere. Sich darauf vorbereitend, eine Gabe einzubringen, betritt jemand die Leere – mit offenen Augen! Sie begibt sich wieder in ihre eigene Bewegung hinein, die sie als Sichbewegende entdeckt hat, oder sie begibt sich erstmalig in die Bewegung einer anderen, in eine Bewegung, die sie entdeckt hat, während sie Zeugin war. Im Lauf eines vollständigen Gabenkreises können die Einzelnen eine oder mehrere oder überhaupt keine Bewegung einbringen. Eine Bewegung wird von einer Sichbewegenden oder einer Zeugin nicht deshalb ausgewählt, weil sie interessant, schön oder kraftvoll ist. Sie wird ausgewählt, weil diejenige, die sie wählt, die Bewegung zutiefst erkennt, sie braucht, um sie wissen muss. Hier wird sich eine Person einer bestimmten Bewegung bewusst und entscheidet sich dann, sich in sie hineinzubegeben, genauso wie die Zuhörerinnen im Textkreis sich eines bestimmten Wortes oder einer bestimmten Zeile bewusst werden und diese dann als Echo wiederholen.

Jetzt spreche ich von den neuen Leitlinien:

> Wenn du eine Gabe einbringst, wähle aus, wo im Raum du beginnst: nah am Rand oder in der Mitte, nach innen gewendet oder nach außen? Entspringt die Bewegung einer stehenden oder knienden Haltung, oder einer Haltung mit dem ganzen Körper am Boden? Nimm dir Zeit, diese Form einzunehmen, diesen Atem, diese Bewegung. Wenn es die Bewegung einer anderen war, übe dich darin, sie genauso zu empfangen, wie sie eingebracht wurde, ändere nichts in dieser Zeit des ersten Hineinbegebens. Während du die Bewegung wieder und wieder wiederholst, wird sie zu deiner. In dieser Arbeitsform ist es leichter, eine Bewegung von sich selbst oder von einer anderen auszuwählen, die leicht wiederholt werden kann, da die Wiederholung, der Rhythmus, auf natürliche Weise zum Hineinbegeben hinführt.
>
> Da deine Augen offen sein werden, während du dich in diese Bewegung hineinbegibst, wird deine Innere Zeugin eine andere Beziehung dazu haben. Hier bist du eingeladen, nicht nur auf deine Bewegung zu fokussieren, sondern beim Ausführen auf neue Weise mit den Zeuginnen verbunden zu bleiben. Wenn es nicht deine eigene Bewegung ist, erkennt eine Zeugin vielleicht, dass es ihre Bewegung aus dem Langen Kreis ist, und könnte so eine weitere Art des Gesehenwerdens erleben.

Andere Zeuginnen erinnern sich vielleicht daran, wie sie diese Bewegung, die eine Sichbewegende im Langen Kreis gemacht hat, gesehen haben, und sehen sie jetzt in einem neuen Zusammenhang im Tanzkreis wieder. Vielleicht haben sie sie nie gesehen, weil sie entdeckt wurde, während sie selbst sich bewegt haben.

Im Tanzkreis werden oft eine oder mehrere der Zeuginnen diese Darbringung sehen, sie erkennen diese als eine Darbringung, in die sie sich hineinbegeben möchten, und ihrem eigenen Gefühl für die richtige Zeit folgend entscheiden sie sich, in den Kreis mit hineinzukommen. Wie diejenige, die die Darbringung als erste eingebracht hat, wird die Zeugin, die jetzt zu einer Sichbewegenden wird, auswählen, wo im Raum und auf welcher Raumebene sie sein möchte: stehend, liegend, kniend, sitzend. Jede Einzelne kann sich dafür entscheiden, mit einer sorgfältigen Wahl ihres Platzes in Bezug zum Kreis hineinzukommen. Jede Einzelne kann sich darin üben, eine Bewegung genauso zu empfangen und sich in sie hineinzubegeben, wie sie eingebracht wurde.

Eine Bewegung wiederholt zu verkörpern lädt deren natürliche Weiterentwicklung ein. Während Sichbewegende sie weiterhin wiederholen, fängt die kollektive Bewegung an, sich unterschwellig zu verändern, nicht aus einer Idee heraus, sie interessanter oder aufregender oder mehr zu einer eigenen Bewegung zu machen, sondern von einem organischen Ort aus, der in der Bewegung selbst liegt. Wie kann die Sichbewegende ihre authentische Bewegung aus dieser sich weiterentwickelnden Bewegung finden, mit offenen Augen?

Zeuginnen, die sich dafür entscheiden, nicht in eine bestimmte Bewegung einzusteigen, bleiben stehende Zeuginnen. Da jetzt die ursprüngliche Darbringung sich in andere Darbringungen verwandelt, kann eine bestimmte Bewegung zu jedem erdenklichen Zeitpunkt eine Zeugin rufen, mit hineinzukommen. Das Stehen als Zeugin macht einen nahtlosen Übergang in die Bewegung hinein sogar noch leichter möglich. Genauso wie in dem Kreis, in dem Text als Gabe eingebracht wird, verlieren die Einzelnen bald den Überblick darüber, wer die ursprüngliche Sichbewegende und wer die ursprüngliche Zeugin war. Völlig unabhängig von der spezifischen Zusammenstellung der Sichbewegenden und von der spezifischen Zusammenstellung der Zeuginnen, in deren Präsenz sie sich bewegen: wenn die Arbeit einer Einzelnen synchron mit dem Ganzen wird, kann Tanz entstehen.

Es ist Zeit, mit dem Tanzkreis anzufangen. Während wir im Kreis stehen, bemerke ich, wie durch die Art, in der das Licht hereinfällt, Schatten von jeder Person mir gegenüber entlang des inneren Randes des Raums leuchten, den unsere Körper umreißen. Wir würdigen uns gegenseitig, ich schlage die Klangschale an und jetzt richten wir unseren Fokus direkt auf die Leere.

Während sich der Tanzkreis öffnet:

> *Ich sehe eine Frau in die Mitte treten und, nachdem sie einen Moment ruhig steht, langsam ihre Arme gerade nach oben über ihren Kopf heben, ihre Handgelenke strecken, ihren Kopf nach hinten neigen und mit einem Ausatmen sanft „Hah" tönen. Heben, strecken, neigen, ausatmen. Heben, strecken, neigen, ausatmen. Heben, strecken, neigen, ausatmen. Eine weitere Person tritt hinein, steht genau hinter der ersten Frau und hebt langsam ihre Arme gerade nach oben über ihren Kopf, streckt ihre Handgelenke, neigt ihren Kopf nach hinten und tönt mit einem Ausatmen sanft: „Hah". Jetzt tritt eine dritte Person hinein, steht hinter der zweiten Person und macht genau das, was die anderen zwei machen.*

Obwohl das Strecken ihrer Arme, das Neigen ihres Kopfes und das Tönen alle zu unterschiedlichen Zeiten erfolgen, fließen die Bewegungen und Töne zusammen, wie von einer einzigen sich bewegenden Gestalt. Drei auf einer Linie stehende Menschen machen diese gleiche Bewegung immer und immer wieder, dieses Mal verändern sie diese überhaupt nicht, bis die Bewegung sich selbst vollendet und sie wieder zu ihrem Platz als Zeugin zurückkehren. Der Kreis ist wieder leer, er wartet auf die nächste Gabe.

Ich sehe jetzt eine Frau, die zuvor während des ganzen Langen Kreises hindurch Zeugin war und dies auch im Tanzkreis bis hierhin ist.

Ihre Innere Zeugin:

> *Ich sehe einen Mann in die Mitte treten und eine Bewegung darbringen, die ich aus dem Langen Kreis wiedererkenne. Er beugt seine Knie, seine Haltung wird weiter, er senkt langsam seinen Kopf zu seiner Brust. Seine Arme schöpfen lang und nach unten, seine Hände umfassen nichts, während er sie jetzt zu seinem Gesicht hoch hebt. Mit weitem, leerem Raum zwischen seinen Fingern wenden sich die Innenflächen seiner Hände einander zu, und jetzt drückt er seine Hände weg, mit gestreckten Handgelenken, vor sich gerade nach außen. Er lässt seine Arme gerade, er verkleinert den Raum zwischen seinen Fingern, während seine zwei Daumen gerade werden, sich zueinander ausstrecken, ihre Spitzen berühren sich jetzt. Dieser Sichbewegende streckt seine Beine, er schaut in die Augen einer Zeugin ihm gegenüber und umrahmt dabei ihr Gesicht mit dieser Form, die seine Hände und Daumen bilden.*
>
> *Ich sehe ihn einen tiefen Atemzug nehmen und einen Schritt nach rechts machend wiederholt er die Bewegung, er beugt seine Knie, lässt seinen Kopf fallen, streckt seine Hände nach unten aus und formt sie zu Schalen, während sie nach oben kommen. Seine Hände bilden beim Strecken seiner Beine die Form und drücken seine Arme vor ihm gerade nach außen, während er in die Augen einer anderen Zeugin schaut und dabei ihr Gesicht mit seinen Händen umrahmt. Wieder und wieder, jedes Mal, wenn er einen tiefen Atemzug nimmt, sich beugt, einen Schritt macht, schöpft, eine Schale formt, drückt, schaut er in die Augen einer anderen Zeugin.*
>
> *Ich sehe eine Frau links von diesem Mann in den Kreis treten. Sie macht diese Bewegungen ganz genau im selben Rhythmus mit dem Mann, der diese Darbringung fortsetzt. Während ihre Arme sich strecken, formen ihre Hände einen Rahmen, durch den sie in die Augen von noch einer weiteren Zeugin schaut.*

Zwei Sichbewegende führen diese Bewegungsreihe jetzt synchron aus. Unmerklich sehe ich ein kleines Hüpfen, während die Frau mit gebeugtem Knie einen Schritt nach rechts macht. Dieses kleine Hüpfen in jede Bewegungsphase hinein taucht auf geheimnisvolle Weise auf, wenn der Mann den Schritt nach rechts macht, und bald formen beide diese Bewegung zur Seite zu immer größer werdenden Sprüngen.

Eine dritte Sichbewegende springt in den Kreis, sie steht links von der Frau und schließt sich dem an, was jetzt ein Tanz ist – mit hörbarem Atem, mit sich aufrichtendem Rumpf, mit Armen, die nach oben über den Kopf schießen, während die Sichbewegenden sich vom linken Fuß abdrücken und der rechte sich nach oben und zur Seite streckt.

Während das Ausatmen zu einem Rufen wird, kommt eine weitere Sichbewegende hinein. Die Dynamik steigert sich, und jedes Mal vervollständigt sich die Sequenz mit einer Pause, die durch Blickkontakt mit Zeuginnen und jetzt mit anderen Sichbewegenden betont wird. Der Tanz steigert sich zu immer größeren Bewegungen, während sich der erste Mann, der diese Gabe eingebracht hat, kreiselnd zu seinem Zeugenplatz zurück bewegt. Ich sehe drei Sichbewegende alle gleichzeitig mit blitzenden Augen die gleichen Bewegungen weiterentwickeln, bis die Sprünge und die Schwünge, das Rufen und das Werfen kleiner werden, ruhiger, und jede und jeder zu ihrem oder seinem Zeugenplatz zurückkehrt, den Kreis wieder leer zurücklassend.

Ich sehe diese Bewegung auch in dem vorangegangenen Langen Kreis, als der Mann in der Ecke hinter der Steinschale ist, seine Knie beugt und über der Schale nach oben schöpft, jetzt genau durch die Form „schaut“, die seine Hände bilden, während seine Arme gerade nach vorne drücken. Ich bin auf meinem Zeuginnenkissen schräg gegenüber von ihm, ich fühle mich, als ob er mich direkt „anschaut", obwohl seine Augen geschlossen sind. Ich fühle mich gesehen.

Im selben Langen Kreis sehe ich eine Frau, die ihn sieht, auf seine Arbeit fokussiert ist. Ich sehe die Linien in ihrem Gesicht weicher werden, ihre Schultern sinken, ihre Füße bewegen ihren Körper leicht seitlich hin und her. Ein kleines Lächeln erscheint auf ihrem Gesicht. Vielleicht wird sie zu einer Sichbewegenden. Während ich sie später in den Tanzkreis hineinkommen und sich seinen Bewegungen anschließen sehe, bemerke ich eine kleines Lächeln auf meinem Gesicht aufscheinen, meine Füße bewegen sich, als ob ich eine Sichbewegende werde. Die ursprüngliche Darbringung wirkt weiterhin mit verwandelnder Kraft. Die Sichbewegende und die Zeugin werden sichtlich dieselbe.

*

In diesem speziellen Tanz hat sich die Beziehung zwischen Sichbewegender und Zeugin auf dramatische Weise verändert, nicht nur, weil die Augen der Sichbewegenden offen sind, sondern weil der Tanz immer wieder durch den gezielten Blickkontakt zwischen Sichbewegender und Zeugin betont wird. Nach Jahren, in denen der Fokus der Sichbewegenden nach innen gerichtet war, dehnt sich Energie jetzt nach außen aus, direkt zur Präsenz der Zeugin hin, die jahrelang ihre Energie zur Sichbewegenden hin ausgedehnt hat. Jetzt trifft Energie bewusst mit Energie zusammen. Dieser Tanz verdeutlicht ganz besonders eine wesentliche Entwicklungsstufe in der Praxis dieses Weges.

Im Tanzkreis wird die Innere Zeugin jeder Person durch das Arbeiten in einem kollektiven Körper kontinuierlich herausgefordert. Wenn die Energie sich aufbaut, wie sie das in dieser Runde tut, fühlen Zeuginnen manchmal durch die Schwungkraft an sich einen Sog, verspüren aber keinen Ruf danach, in den Kreis zu treten, und entscheiden sich nicht bewusst dafür, einzutreten. Bei Zeuginnen kann vor allem dann Spannung aufkommen, wenn viele Sichbewegende genau hier tanzen, im Kreis, so nah und so eng zusammen. „Bin ich eine Zeugin oder bin ich eine Sichbewegende?“ Es gibt Zeiten, in denen Zeuginnen diese Wahl, diesen Ruf nach mehr Bewusstheit, als sehr schmerzhaft erleben, als eine Herausforderung für ihr Gefühl persönlicher Grenzen. Das Anschwellen von Energie zu spüren, von Bewegung, die sich ausbreitet, dazugehören zu wollen, zu erkennen, dass man fortgeschwemmt werden könnte – eine Gelegenheit taucht auf, eine bewusste Wahl zu treffen und deren Ausgang zu durchleben. Hier wird die Gefahr zu verschmelzen, anstatt in einer dialogischen Beziehung zum sich bewegenden kollektiven Körper zu bleiben, offensichtlich, sie erinnert uns an die sozialen und politischen Folgen solcher Entscheidungen, die wir in der Welt treffen oder auch nicht treffen.

Ein weiterer herausfordernder Ort des feinspürigen Abwägens, der für die eben beschriebene Spannung von Bedeutung ist, taucht dann auf, wenn eine Sichbewegende – diejenige, die die ursprüngliche Bewegung ausführte oder eine andere – sich mit der momentanen Bewegung nicht mehr authentisch verbunden fühlt. Zeitweise ist es schwierig, dies zu erkennen und dann den Kreis zu verlassen und zum eigenen Zeuginnenplatz zurückzukehren. Ein Teil der Grundlage für diese Art Entscheidungen wird in der früheren Arbeit gelegt, wenn Sichbewegende-Zeuginnen entscheiden, ob sie Kontakt zu anderen Sichbewegenden aufnehmen, den Kontakt aufrechterhalten oder den Kontakt beenden.

Im Tanzkreis besteht die Absicht darin, authentisch mit jeder im Raum verbunden zu bleiben und gleichzeitig mit dem inneren Impuls verbunden zu bleiben. Wenn man sich erstmalig in eine Bewegung hineinbegibt, ist es aufgrund der inzwischen tief vertrauten Art und Weise, mit auftauchenden Bewegungen zu arbeiten, manchmal verlockend, seine Augen zu schließen. Manchmal können zwei Sichbewegende, vielleicht weil ihre Augen offen sind, in der Intensität, die selbe Bewegung immer und immer wieder zusammen auszuführen, gefangen sein und schnell die Bewusstheit für die anderen Sichbewegenden und/oder den Zeuginnenkreis verlieren und damit den Rhythmus der kollektiven Arbeit unterbrechen.

Manchmal braucht diejenige, die ihre Gabe einbringt, Zeit, um die Bewegung ganz zu verkörpern. Wenn sie noch in diesem Übergang ist, in dem sie der Bewegung erlaubt, zu ihrer eigenen zu werden, gibt es Zeiten, in denen die Darbringung noch nicht klar genug ist, um von anderen als eine Bewegung erkannt zu werden, der sie sich anschließen. Ebenso sind dann, wenn eine oder mehrere andere sich anschließen und noch im Übergang sind, sowohl für die Sichbewegenden als auch für die Zeuginnen größere Geduld und kontinuierliche Konzentration als Unterstützung erforderlich, um Momente auszuhalten, die als asynchron wahrgenommen werden. Einige Bewegungen des Langen Kreises werden als Gabe eingebracht, die meisten werden dies nicht. Eine Sichbewegende kann ihr inneres Erleben wahrnehmen, wenn eine bestimmte Bewegung, die für sie im Langen Kreis vielleicht sehr wichtig war, nicht von einer Zeugin eingebracht wird. Manchmal bringt eine Person eine Gabe ein und niemand anderes schließt sich dieser Bewegung an. Innere Arbeit kann notwendig werden, um sich daran zu erinnern, dass dann, wenn eine Bewegung nicht als Gabe eingebracht wurde oder wenn niemand sie mitgemacht hat, dies nicht notwendigerweise bedeutet, dass die Bewegung nicht gesehen, empfangen oder wertgeschätzt wurde.

* * *

Bei meinem Morgenspaziergang, bevor wir anfangen, sehe ich die glitzernde Feinheit eines jeden Fadens von drei Spinnennetzen. Sie sind unfehlbar ganz und unvollkommen, aufgespannt zwischen den Zweigen der Sonnenröschen. Während die Teilnehmerinnen auf dem Ziegelsteinweg auftauchen, sich auf ein weiteres Schweigeretreat vorbereitend, bin ich mir ganz intensiv unserer unfehlbaren Ganzheit bewusst, die, wie die Spinnennetze, unsere Unvollkommenheit mit einschließt.

Es ist Zeit anzufangen. Auf das Ritual des Langen Kreises lassen wir das Ritual eines Tanzkreises folgen.

> *Ich sehe eine Frau in den Kreis treten, den Blick nach unten, ihre Augen offen. Sie setzt die Zehen ihres rechten Fußes rechts von sich auf,*

> *schubst ihren Körper links herum und verlagert ihr Gewicht auf ihren linken Fuß. Sie wiederholt diese Bewegung, diesen Rhythmus, sie fängt an, sich auf einer Stelle zu drehen, zu drehen und zu drehen. Ich sehe sie sich drehen, wirbeln, einen Kreis tanzen. Ich erinnere ihr Drehen heute, zuvor im Langen Kreis. Ich bin jetzt erleichtert zu sehen, wie diese eine Bewegung den leeren Raum um sie herum beschreibt, während sich in meinem Körper Konzentration aufbaut. Sie wirbelt, ihre Hände heben ihr Tuch hinter ihr hoch. Sie wirbelt und ich höre eine Zeugin ein Lied singen, ohne Worte, voller Freude, ein Lied voller Licht. Sie dreht sich und ich sehe den Blick jeder Zeugin von ihrem Tanz gefesselt.*
>
> *Jetzt sehe ich zwei andere Zeuginnen ihre Tücher hinter sich hoch heben, als ob sie sich ihr anschließen würden, aber von ihren festen Plätzen aus. Sie dreht sich und dreht sich, bis das Lied und der Tanz sich vollenden, sie kehrt zu ihrem Platz zurück und hinterlässt die Leere gefüllt mit kristallinen Eindrücken. Wir sind Zeuginnen der Leere.*

Jetzt sehe ich eine Frau anfangen, auf ihrem Platz leicht zu schwingen, vor und zurück, vor und zurück.

Ihre Innere Zeugin:

> Ich werde in den Kreis hineingezogen, um eine Darbringung von meiner eigenen Bewegung im Langen Kreis einzubringen. Während mir klar wird, dass dies geschieht, bemerke ich, wie mein Herz schnell schlägt und meine Handflächen feucht werden. Nun gehe ich. Ich bin jetzt drinnen, verlasse meinen Platz bei der Schale. Ich gehe durch den Raum an den Rand des Teppichs, drehe mich um und wende mich wieder zum Kreis. Ich beuge mich nach unten und komme auf meine Knie, dabei lege ich meine Handflächen auf mein Gesicht, obwohl meine Augen offen sind und ich durch die hellen Stellen zwischen meinen Fingern sehen kann. Ich wiege mich nach unten über

meine Knie und wieder nach oben. Ich wiege mich alleine, eine lange Zeit. Ich sehe eine Frau kommen und vor mir knien, mir zugewandt, sie legt ihre Hände auf ihr Gesicht und wiegt ihren Rumpf, nach unten zum Boden und hoch, nach unten und hoch.

Ich sehe eine andere Frau kommen und bei ihr stehen, in meine Richtung gewandt, sie legt ihre Hände auf ihr Gesicht und wiegt ihren Rumpf, nach unten zum Boden und hoch, nach unten und hoch.

Ich sehe eine weitere Frau kommen und auf der anderen Seite der ersten Frau stehen, mir zugewandt. Sie wiegt ihren Rumpf nach unten zum Boden und hoch, nach unten und hoch. Ihre Hände bedecken ihr Gesicht. Wir wiegen uns gemeinsam. Ich atme tief aus, hörbar. Ich höre einen Zeugen denselben Ton machen. Ich werde gehört. Ich antworte dieses Mal, indem ich mehr töne. Der Zeuge fährt fort, auf meinen Ruf zu antworten, und ich antworte auf seinen, bis ein leises Klagen auftaucht. Andere Sichbewegende lassen diese traurige Tonfolge jetzt auf einer gleichbleibenden Tonhöhe erklingen, diese traurige Tonfolge: „uhmm ahmee ah — mo."

Jetzt höre ich alle Zeuginnen so tönen, und ich kann ihre Körper sich leicht vor und zurück wiegen sehen, während sie auf ihrem Zeuginnenplatz stehen. Als Sichbewegende und als Zeuginnen weinen wir. Während ich meine Hände von meinem Gesicht herunterziehe und jetzt meine Handflächen aneinanderpresse, sehe ich die Sichbewegende, die vor mir steht, dasselbe tun. Folge ich ihr oder folgt sie mir?

Alle Sichbewegenden stehen jetzt, das Wiegen wird zu Verneigen. Ich mache einen Schritt in eine gehende, verneigende Bewegung und sehe, dass jetzt drei andere Frauen dasselbe tun. Wir gehen. Wir verneigen uns. Gehen und verneigen, gehen und verneigen, wir kommen zum Zentrum des Kreises, bilden einen kleineren Kreis. Mich mit anderen verneigend, würdige ich das Leiden von anderen, würdige ich mein eigenes. Ich bin nicht allein in meinem Trauern über das endlose Leiden unserer Welt.

Alle Sichbewegenden, alle Zeuginnen summen:
„uhmm ahmee ah — mo".

Irgendwie, irgendwann gehen wir und verneigen uns, bis wir jede zu unserem Zeuginnenplatz zurückkehren, den Kreis wieder leer werden lassen, ein weiteres Mal, und ihn für die Fülle dessen vorbereiten, was entsteht.

*

Zuvor im Langen Kreis geht diese Frau auf ihre Knie und wiegt sich, ihr Gesicht von ihren Händen bedeckt, weinend. Diese Bewegung gehört in diesem Moment ihr allein. Wie jede andere persönliche Bewegung hat sie das Potential, archetypisch zu werden. Im Langen Kreis sieht eine bestimmte Zeugin die Sichbewegende sich wiegen und erkennt dies als ihr eigenes. In einem solchen Moment kann sich eine Zeugin von der Sichbewegenden gesehen fühlen. Jetzt im Tanzkreis hat diese selbe Zeugin die Gelegenheit, diese Bewegung tatsächlich zu verkörpern, indem sie in den Kreis tritt und eine Sichbewegende wird, während sie die Bewegung mitmacht, sie als zu sich gehörend erkennt und vielleicht daran teil hat, wie sie universell wird. Wenn jede in einer hinreichend klaren Beziehung zu ihrer eigenen Inneren Zeugin bleiben kann und nicht mit dem sich entfaltenden Kollektiv verschmilzt, dann stärkt eine solche verkörperte Abgrenzung das Potential für authentische Verwandlung der Bewegung – vielleicht Verwandlung derjenigen, die sich bewegen, und derjenigen, die Zeuginnen sind.

Manchmal sieht eine Person in der Rolle der Zeugin eine andere Person eine Bewegung verkörpern, die ursprünglich ihre eigene war, und sieht ihre eigene Bewegung dahin entwickelt werden, wohin sie selbst nicht bereit war zu gehen oder wohin sie Angst hatte zu gehen, sich aber danach sehnte. Wenn sie jetzt die andere Person durch ihre Bewegung sich zu solch einem Ort hinbewegen sieht, fühlt sie sich vielleicht inspiriert, unterstützt, vielleicht kann sie sich mit ein wenig mehr Klarheit sehen. Aufgrund der entwicklungsorientierten Art dieser Arbeit geschieht es selten, dass eine Teilnehmerin, die sich bereit fühlt, sich dem Tanzkreis zu widmen, eine gegensätzliche Reaktion hat und sich nicht wünscht, ihre eigene Bewegung von einer anderen Person weiterentwickelt zu sehen.

Der Tanzkreis lädt zu einem Erforschen neuer Grenzen in der Entwicklung des Bewusstseins der Zeugin ein. Zeuginnen entdecken weitere Gelegenheiten für feinspüriges Abwägen. Wenn Impulse sie dazu anregen, öffnet sich die Zeugin von ihrer ruhigen Position aus dafür, sich an ihrem Platz zu bewegen, mit der Absicht, den Zeuginnenkreis oder den sich bewegenden Körper zu unterstützen, nicht zu unterbrechen. Diese Art Bewegung kann eine Zeugin dazu führen, sich tatsächlich dafür zu entscheiden, eine Sichbewegende zu werden. In der Einzelarbeit und in der Arbeit mit dem kollektiven Körper waren Zeuginnen still gewesen. Jetzt sind Zeuginnen dazu eingeladen, von ihrem Platz aus zu tönen, in einer Art und Weise zu tönen, die ihre eigene Konzentration oder die der anderen im Zeuginnenkreis oder im sich bewegenden Körper nicht unterbricht. Welche Töne kommen auf organische Weise, während des Zeugin-Seins? Bei welchen Tönen kann eine Zeugin das Wagnis eingehen, sie erklingen zu lassen, welche würden die Arbeit im sich bewegenden Körper unterstützen, vertiefen, weiterentwickeln? In dieser letzten Runde wiederholt ein Zeuge, der das Wiegen der Sichbewegenden sieht, als Echo das Ausatmen einer Sichbewegenden, und indem er der Weiterentwicklung dieses Tönens folgt, hört er sich selbst immer wieder singen: „uhmm ahmee ah — mo“ und bringt dies zum Ausdruck.

Sein Innerer Zeuge:

Während ich Zeuge bin bete ich.
Während ich bete singe ich.
Während ich singe
wiege ich mich vor und zurück
vor und zurück.
Ich bete
für unsere arme und leidende Welt.

* * *

Wir arbeiten nachts im Bewegungsraum, wie wir das manchmal tun, während wir im Retreat sind. Früh am Abend höre ich die Eule, eine beständige Zeugin unserer nächtlichen Sehnsucht. Eine Kerze ist auf dem niedrigen Tisch angezündet, eine auf der Ecke meines Schreibtischs und eine auf dem Fensterplatz, ihre Flammen spiegeln sich, vervielfachen sich in allen umliegenden Fenstern. Die Steinschale ist voller Dunkelheit.

Nach dem Langen Kreis und einer kurzen Übergangsphase fangen wir mit dem Tanzkreis an. In einem Langen Kreis früher am Tag sah ich eine verzweifelnde Frau mit ihrer Faust auf den Boden schlagen und fordern: „SEI MEINE MUTTER!" Sie hämmerte und schlug auf den Boden, sie beharrte immer weiter darauf, bis die Qualität ihrer Stimme und ihrer Bewegung sich zu einer klagenden Bitte veränderten, dann zu einem Flüstern: „Bitte sei meine Mutter."

Jetzt im Tanzkreis sehe ich sie diese Bewegung als Gabe einbringen, während sie auf ihrem Bauch liegt, in die Erde hinein ruft, auf den Boden schlägt, während sie „Mutter Mutter Mutter" ruft. Ich sehe einen Mann in den Tanzkreis treten und sich auf seinen Bauch legen, sein Kopf berührt dabei fast den Kopf der Sichbewegenden, die diese Bewegung darbringt. Beide Körper strecken sich, ihre Füße nah am Rand des Zeuginnenkreises. Er stimmt in das Rufen ein, sein Gesicht zum Boden: „Mutter Mutter Mutter".

Sein Innerer Zeuge:

Ich bin hier. Ich fange an, von Seite zu Seite zu rollen, mein Kopf fällt dabei nach hinten. Dieses Mal, ihr zugewandt, sehe ich, dass ihre Augen meine Augen sehen, während sie dasselbe tut. Wir sagen sanft: „Mutter Mutter Mutter". Jetzt berühre ich das obere Ende ihres Kopfes, während sie meines berührt: „Mutter". Jetzt berühre ich den Fuß einer Zeugin: „Mutter". Ich sehe diese Zeugin zu einer Sichbewegenden werden und das Bein der anderen Sichbewegenden berühren: „Mutter". Während wir in die Augen derjenigen schauen, die wir berühren, sagen wir zusammen dieses Wort: „Mutter".

Diese Zeugin wird zu einer Sichbewegenden, berührt die Haare der anderen Sichbewegenden: „Mutter". Jetzt sind alle Zeuginnen Sichbewegende. Alle Sichbewegende sind Zeuginnen. Wir stehen, knien, gehen, strecken uns zueinander hin, berühren einander, sehen einander, sagen exakt zur gleichen Zeit gemeinsam: „Mutter". Das Tempo wird schneller, berühren, sehen, „Mutter" sagen. Wer ist es? Wer berührt sein eigenes Herz zuerst? Wir berühren alle unser eigenes Herz, schauen einander in die Augen, sagen: „Mutter".

Ich bin meine eigene Mutter, gebäre mich selbst, deinetwegen. Wir sehen, wir werden gesehen, wir singen immer wieder „Mutter Mutter Mutter", während unsere Schritte deutlich werden, während wir unsere Hände zueinander ausstrecken, während wir uns in die Stille hinein drehen, in einen weiten, weitreichenden Kreis hinein. Unsere Köpfe sind nach hinten geworfen. Ich weiß, wir sind dieselben, du und ich, du und ich. Hier bin ich. Ich bin hier. Hier bin ich mit dir. Ich bin in Ekstase. Ich bin ganz.

*

Hier entscheide ich mich als die Zeugin und Lehrerin, eine Sichbewegende zu werden, zu tanzen, zu sehen, um diesen Kreis zu wissen, mich als eins mit dem Kreis zu bewegen. Ich sehe den Kreis sich drehen. Mich drehend bin ich der Kreis. Im Tanzkreis gibt es Zeiten wie diese, wenn jede einen Zustand der Einheit mit dem Kollektiv erlebt. Es gibt Zeiten, in denen alle, jede einzelne Person, gleichzeitig um eine direkte Erfahrung des Ganzen weiß.

Während Tanz in organischer Weise in der Gemeinschaft entdeckt wird, wird die Entwicklung des Weges auf vielfältige Weise sichtbar. Jede Herzensverpflichtung dazu, gesehen zu werden, zu sehen, teilzuhaben und Gaben einzubringen, kann als etwas in sich Vollständiges erfahren werden, und gleichzeitig ist jede Stelle der Arbeit für Sichbewegende und Zeuginnen eine Vorbereitung für den nächsten natürlichen Übergang.

Zu Beginn der Dyadenarbeit können sich fünf Minuten Bewegung erstaunlich lange anfühlen, da Sichbewegende gerade erst dabei sind, sich für die Erfahrung bewusster Verkörperung zu öffnen. Später, wenn die Arbeit mit dem kollektiven Körper sich weiterentwickelt, haben Sichbewegende den Wunsch nach stundenlanger Bewegungszeit. Oft kann es sich so anfühlen, als ob es nie ausreichend Bewegungszeit gibt. Und jetzt dauern die Langen Kreise in der Arbeit mit verkörpertem Text und mit Tanz oft weniger als eine Stunde, da die Teilnehmerinnen Übung darin bekommen, sich schneller in eine tiefere Ebene der Erfahrung hinein fallen zu lassen und wieder daraus aufzutauchen.

Zu Beginn der Einzelarbeit wird Wiederholung zu einer wirksamen Kraft bei der Verkörperung von Bewegungsmustern. Hier im Tanzkreis gehen die Sichbewegenden mit einer sich wiederholenden Bewegung zum Ursprung der Bewegung zurück. Zu Beginn der Einzelarbeit verkörpern Sichbewegende ihre Bewegung noch einmal, um sie zu erinnern, um sie ins Bewusstsein zu bringen. Hier im Tanzkreis verkörpern Sichbewegende bewusst die Bewegung, um sie als Gabe für die Gemeinschaft einzubringen.

Während des ganzen Übungsweges, bis hier zum Tanzkreis, arbeiten Sichbewegende mit geschlossenen Augen. Um ihrem auf die Bewegung folgenden Sprechen mehr Klarheit zu verleihen, schließen einige Sichbewegende manchmal die Augen, während sie sich wieder in die Bewegung hineinversetzen. Wenn Sichbewegende-Zeuginnen zu äußeren, zunächst stillen, dann sprechenden Zeuginnen werden, wechseln sie von der Erfahrung, die andere Sichbewegende im Raum mit geschlossenen Augen zu erleben, zum Erleben der anderen mit offenen Augen. Hier, wenn Sichbewegende und Zeuginnen Bewegungen als Gaben für den kollektiven Körper einbringen, sind ihre Augen offen.

Wenn eine Sichbewegende in der Einzelarbeit oder in der Arbeit mit dem kollektiven Körper plötzlich ihre Augen öffnet, ist dies eine Möglichkeit, auf Angst, Orientierungslosigkeit, nicht ausreichende verinnerlichte Sicherheit zu reagieren. Wenn dies geschieht, wird die Sichbewegende dazu angeleitet, diese Art Wissen zu würdigen und nur dann zu den geschlossenen Augen zurückzukehren, wenn sich dies sicher anfühlt. Während jetzt Bewegungen dargebracht und getanzt werden, drückt das Öffnen der Augen eine Sehnsucht danach aus, sich selbst bewegen zu sehen, mit diesen geöffneten Augen. Es gibt eine Sehnsucht danach, die anderen sich bewegen zu sehen und die Zeuginnen zu sehen, wie sie sehen. Es gibt die Sehnsucht danach, das Ganze zu sehen und gleichzeitig jeden Teil davon, alles auf einmal, während man in einer bewussten Beziehung zu allem bleibt, was in und um einen selbst herum auftaucht.

In der frühen Phase des Übungsweges fängt eine Sichbewegende als die einzige Sichbewegende an, und ohne Pläne. Während die Form der Arbeit sich zum Tanzkreis entwickelt, bringen Jahre des beständigen Übens eine Einzelne aus ihrer eigenen Bewegung heraus und hinein in die Bewegung einer anderen. Zu Beginn der Einzelarbeit entdeckt die Sichbewegende ihre eigenen idiosynkratischen Bewegungen, wie sie sich auf unfehlbar richtige Weise in Beziehung zur Entwicklung ihrer Inneren Zeugin formen. Eine Sichbewegende kann sich ambivalent fühlen, wenn sie sieht, wie ihre eigene Bewegung von ihrer Zeugin beim Sprechen ausgeführt wird. Hier beim Darbringen der Gaben kann die Innere Zeugin sich selbst hinreichend gut sehen, und deshalb erlebt die Sichbewegende das, was sich Jahre zuvor vielleicht als ein Nachahmen ihrer Arbeit durch ihre Zeugin angefühlt hätte, jetzt nicht als ein unliebsames Eindringen. Jetzt können viele ihrer Bewegungen fortgegeben werden, geopfert werden, da sie integriert werden und nicht mehr nur ihr gehören. Einmal als Gabe eingebracht, gehören sie jeder.

Bis eben zentrierte sich das Üben und Erforschen um die Beziehung zwischen Verkörperung und Wort. Hier, mit hinreichendem Vertrauen in verkörperte Bewusstheit, widmen Sichbewegende und Zeuginnen sich ganz dem Arbeiten völlig ohne Sprache und schaffen damit einen neuen Raum, in dem Darbringungen direkt aus dem Körper heraus gemacht werden können. Bis eben verpflichteten sich die Zeuginnen dazu, ruhig zu sitzen und ihre Erfahrungen in sich zu halten. Jetzt kommen Zeuginnen in den Kreis hinein und werden zu Sichbewegenden, alleine oder mit anderen.

Darbringungen entfalten sich zu neuen Bewegungen. Neue Bewegungen werden gesehen und werden zu neuen Wahlmöglichkeiten für neue Darbringungen, die jetzt aus dem Tanzkreis stammen, nicht aus dem Langen Kreis zuvor. Und schließlich gibt es vor den Tanzkreisen keine Langen Kreise mehr. Bewegungen aus der Vergangenheit, neue Bewegungen aus diesem Kreis der Gaben und Bewegungen, die nie zuvor in irgendeinem Langen Kreis, in irgendeinem Tanzkreis gemacht wurden, tauchen erstmalig auf, werden als Gabe eingebracht, empfangen, weiterentwickelt und getanzt. Es ist ein Segen, ein Moment der Gnade, wenn eine direkte Erfahrung, eine Erfahrung im Gewahrsein der Einheit, gemeinsam mit anderen in der eigenen Präsenz geschieht. Am Ende dieser letzten Runde gibt es keine Zeuginnen. Im Tanzkreis gibt es zum ersten Mal in der Entwicklung dieses Weges Zeiten, in denen alle zu Sichbewegenden werden können, da jede eine hinreichend starke und präsente Innere Zeugin erlebt, sodass eine äußere Zeugin nicht notwendig ist.

Energetische Phänomene

... der Geist wird leer, und es stellt sich die Erfahrung ein, ...
Zeuge im eigenen Körper zu sein.

AJIT MOOKERJEE

*

Direkte Erfahrung ist das Herzstück energetischer Phänomene. Beim Weg Authentic Movement wird direkte Erfahrung als ein Phänomen der Einheit erlebt, das auftritt, wenn die Innere Zeugin zu klarem, stillem Gewahrsein wird, wenn sich die gefühlte Trennung zwischen dem sich bewegenden Selbst und der vertrauteren Erfahrung der Inneren Zeugin auflöst. Es gibt eine Bewusstheit von und ein Eintauchen in die unbeschreibliche Erfahrung von Nicht-Dualität. Diese Beschreibung ähnelt den Beschreibungen direkter Erfahrung in den mystischen Traditionen, die in monotheistischen Religionen ihren Ursprung haben, und der Beschreibung von *Samadhi* im Buddhismus. Eine direkte Wiedervereinigung mit der Seele – eine solche Erfahrung energetischer Phänomene kann als eine Erfahrung des Geistes sowohl in einer konzentrierten als auch in einer sich ausdehnenden Art und Weise verstanden werden. Wie der Geist ist auch diese transpersonale Energie schon immer Teil menschlicher Erfahrung gewesen und wird dies auch immer sein.

Aber in der westlichen Welt wurde der Geist bis vor kurzem zusammen mit dem Körper in vielen religiösen Traditionen zu oft geopfert. Während energetische Phänomene im Westen sichtbarer werden, können wir durch nicht-westliche Kulturen daran erinnert werden, dass bewusste Verkörperung einer solchen Energie etwas Natürliches ist, das tief zum Erleben von Ganzheit beiträgt. Wir können von den Studien und der Sprache alter und gegenwärtiger mystischer Traditionen Möglichkeiten erlernen, diese Energie zu verstehen. In dieser heutigen Zeit, in der wir das Fehlen von Worten in unseren eigenen Sprachen entdecken, das Fehlen von Vertrauen und tiefem Verständnis für solche Erfahrungen, ist Sanskrit, die alte Sprache des indischen Subkontinentes, für den Westen besonders zugänglich. Wir sind nicht damit aufgewachsen, Menschen zu sehen, die, gehalten von der Präsenz eines Kreises von Ältesten, energetische Phänomene erleben. Dadurch, dass wir in unserer eigenen Kulturgeschichte nur wenige Vorbilder und wenig Verständnis davon haben, sondern Angst und Beurteilungen, sind unser Körper und unsere Psyche nicht gut auf solche Erfahrungen vorbereitet.

Energetische Phänomene kommen bei vielen Personen in der Praxis des Weges Authentic Movement spontan zum Vorschein. Da dies eine westliche Praxis ist, begründet in der Entwicklung verkörperter persönlicher Bewusstheit, sind solche Erfahrungen nicht das Ziel. Da die Sichbewegende und die Zeugin jedes Mal mit Nicht-Wissen beginnen, ohne zu wissen was kommen wird, ohne irgendeine Absicht außer der Sehnsucht nach Präsenz, wird nicht nach derartigen Erfahrungen gesucht. Wenn sich energetische Phänomene in der Kindheit zeigen oder anfangen, im Lauf des Lebens als Erwachsene aufzutreten, oder besonders wenn sie in einer verkörperten Achtsamkeitspraxis wie dem Weg Authentic Movement zum Vorschein kommen, dann liegt unsere Aufgabe darin, sie mit Dankbarkeit anzunehmen und zu lernen, wie man in eine bewusste Beziehung zu einem solchen Segen kommt. Es ist die Entwicklung der Inneren Zeugin, die dies möglich macht.

Obwohl Erfahrungen von Energetischen Phänomenen sanft oder weniger sanft in jedem erdenklichen Moment in der Entwicklung dieses Weges auftreten können, kann doch weitreichende Erfahrung in der Dyadenarbeit und in der Arbeit mit dem kollektiven Körper helfen, Körper und Psyche zu erden und darauf vorzubereiten. Mit dieser Übung im Verankern ist es wahrscheinlicher, dass die Sichbewegende nicht mit der Energie verschmelzen wird, sondern diese bewusst sehen kann. Wenn energetische Phänomene früh in der Einzelarbeit auftreten, würdige ich als Zeugin und Lehrerin die Präsenz der Energie, indem ich die Aufmerksamkeit der Sichbewegenden darauf lenke, das Vergegenwärtigen ihres Verlaufs in Beziehung zu physischer Bewegung und innerem Erleben zu üben. Ohne kontinuierliche Aufmerksamkeit für ungelöste Aspekte der persönlichen Geschichte kann besonders in der frühen Dyadenarbeit das sichere und klare Arbeiten mit Energie oft erschwert sein. Paradoxerweise kann die Energie dadurch, dass sie eine Quelle für klares Sehen sein kann, zuweilen auf geheimnisvolle Weise dazu dienen, Erfahrungen zu klären, die in unbewussten psychischen Komplexen feststecken.

Wenn energetische Phänomene innerhalb der Arbeit mit dem kollektiven Körper auftreten, begrüße ich als Zeugin und Lehrerin solche Erfahrungen, wenn die Sichbewegende in einer bewussten Beziehung zu den Erfahrungen und gleichzeitig zu den anderen in der Gruppe bleiben kann. Es gibt Zeiten, in denen Einzelarbeit angemessener ist als Gruppenarbeit. Wenn eine Sichbewegende in ihrer Erfahrung energetischer Phänomene aufgrund ungelöster Themen ihrer Persönlichkeitsentwicklung ihre Erdung verliert, ist Einzelarbeit notwendig. Wenn eine Sichbewegende in einer Gruppe ist und die Energie aus irgendwelchen Gründen anfängt, ihre Arbeit zu beherrschen und damit die Arbeit anderer beeinträchtigt, wird Einzelarbeit hilfreich. Manchmal haben die Einzelnen das Bedürfnis, ihre Aufmerksamkeit ganz auf die Geschenke und Herausforderungen der Energie selbst und deren Auswirkungen auf ihr Leben zu richten, und wählen deshalb, alleine mit einer Zeugin und Lehrerin zu arbeiten.

Die Herzensverpflichtung, die für Einzelarbeit in dieser Phase erforderlich ist, ist die gleiche wie die Verpflichtung der Sichbewegenden in der Dyadenarbeit: zu üben, präsent zu bleiben, den Verlauf von allem was auftaucht zu vergegenwärtigen und gleichzeitig zu üben, eine bewusste Beziehung dazu zu entwickeln. Und doch kann es sich zeitweilig als zu schwierig anfühlen, präsent zu bleiben, wenn die Energie aktiv ist. Sich auf das zu beziehen, was geschieht, kann sich als etwas Unmögliches anfühlen. Sichbewegende können sich mit der Energie, mit den zu Tage tretenden Themen identifizieren. Sie können sich dagegen wehren, Angst davor haben, sie ersehnen, daran anhaften, sich davon verwirrt oder überwältigt fühlen. Sowohl ein Überhöhen als auch ein Beimessen von zu wenig Bedeutung können natürliche und herausfordernde Reaktionen darauf sein. Bei der Unterstützung einer solchen Arbeit ist die Präsenz der Zeugin und/oder Lehrerin ganz entscheidend.

In dieser unpersönlichen Kraft wird eine ordnende Weisheit erlebt, die einen ehrfurchtgebietenden Respekt benötigt und einfordert. Jede Sichbewegende, die energetische Phänomene erlebt, hat aus der Einzigartigkeit ihres Nervensystems heraus reagierend eine spezifische Art und Weise, diese auszudrücken oder in sich zu halten. Manche erleben eine Rohenergie, ohne irgendwelche inneren Bilder oder Töne, die dieser eine Form geben würden. Einige empfangen Visionen, hören Töne, Worte oder klare Lehren. Einige betreten andere Zeiten und Orte, einschließlich der Reiche der Toten. Einige erleben extrasensorische Wahrnehmungen, telepathische Phänomene oder zeitweise Besuche oder Besetzungen durch andere Wesen. Viele kennen sowohl die gestaltlosen wie auch die gestalthaften Möglichkeiten, die Energie zu erleben. Jede Reise ist unverwechselbar anders als all die Reisen der anderen – und es liegt ein großer Trost darin, starke und grundlegende Gemeinsamkeiten zwischen solchen Initiationsphänomenen zu entdecken.

Wenn diejenigen, die energetische Phänomene erleben, nicht schon ein stark intuitives Wesen haben – und viele haben dies –, dann verstärkt die transpersonale Energie das Erfahren intuitiven Wissens. Diese Art Wissen kann für eine Sichbewegende in einer Erfahrung offenbar werden, als ob sie „bewegt wird", ergriffen wird, als ob etwas in einen eindringt, man wieder neu zusammengesetzt wird, angefüllt wird. Diese Arten des Empfindens werden ohne die Dichte von Gefühlen oder Gedanken erlebt, auch wenn daran anschließend die Persönlichkeit in ihrer ganzen Fülle auf solche Empfindungsqualitäten reagieren kann. In einem Moment direkter Erfahrung kann die Sichbewegende leer werden.

Für eine Zeugin kann diese Art des Wissens in einer Erfahrung von klarem Sehen offensichtlich sein – einem Sehen ohne die Dichte von Emotionen oder Gedanken, zeitweilig auch zunehmend ohne Bewusstheit spezifischer Empfindungen. Die Zeugin kann in Momenten direkter Erfahrung leer werden. Es gibt Zeiten, in denen die Sichbewegende beim Bewegen und die Zeugin beim Sehen wissen, dass sie in einem Zustand der Einheit sind. Hier ist die

Art der Erfahrung für jede einzelne spezifisch, erfüllt von Zeitlosigkeit und unendlichem Raum.

Für beide, für Sichbewegende und Zeugin, geschieht direkte Erfahrung, wenn die Innere Zeugin einzig bewusste Präsenz ist. Während die Energie im bewussten Körper sich sowohl konzentriert als auch durch ihn hindurch bewegt, wird sie zu einer Gabe für die Sichbewegende, für die Zeugin und in einem energetischen Sinn für das, was über uns hinaus geht, das, was wir unsere Welt nennen.

* * *

Während ich an diesem Abend am Ende des Sommers warte, beobachte ich die Hunde, die am Hang durch das stachelige Gras streunen, das kürzlich gemäht wurde und immer noch golden ist. Der große Mann kommt mit Pfirsichen an, die in seinem Hemd wie in einer Wiege liegen. Wir lassen sie aufgereiht auf der Bank vor der Tür, kommen in den Bewegungsraum herein und lassen uns beim niedrigen Tisch auf unseren Kissen nieder. Die Intensität seiner inneren Erfahrungen in der Gruppe Authentic Movement und Tanz führte ihn dazu, mit mir über seinen Wunsch nach Einzelarbeit zu sprechen. Ich zünde die Kerze an, während er Blickkontakt aufnimmt und sich in den Raum hinein bewegt, wo er zehn Minuten lang arbeitet. Ich sage seinen Namen und er öffnet seine Augen, schaut mich an und kehrt zu seinem Kissen zurück. Jetzt drückt er seine Erfahrung in Worten aus:

> Ich gehe zur Mitte des Raumes. Meine Arme gehen von meinen Seiten weg und kommen mit den Handinnenflächen nach außen an, weg von meinem Körper. Ich stehe, ich warte auf Weisung. Mein rechter Fuß löst sich vom Boden, bewegt sich langsam nach vorne und kommt noch einmal am Boden an. Stehend warte ich auf mehr Weisung. Meine Handinnenflächen verlassen die Position außen und kommen zusammen vor meinem Gesicht an, bewegen sich nach unten über mein Gesicht und meinen Rumpf und warten auf weitere

> Weisung. Mein linker Fuß löst sich vom Boden, bewegt sich nach vorne und kommt an. Mein rechter Fuß löst sich und kommt an. Ich warte. Ich verlasse die Mitte, komme am Fenster an und warte. Ich sehe, dass der Weg des Unabänderlichen aus Weggehen und Ankommen gemacht ist, aus Ruhe und Bewegung. So einfach.

Diese Art des Sehens des Inneren Zeugen ist ein Segen. Die Grenzen der Bereiche werden subtiler, flüssiger, und verschwinden. Er vergegenwärtigt nicht nur seine Bewegung und sein inneres Erleben mit nahtlosen Übergängen – sein Innerer Zeuge wird zu einer lebendigeren und liebevolleren Präsenz. Aufgrund seines klaren Wechsels von Persönlichkeit zu Präsenz ist es für mich als seine Zeugin heute unnötig, ihm irgendetwas anderes als meine Präsenz anzubieten. Möge meine Präsenz ausreichend sein.

* * *

Der große Mann kommt zu kontinuierlichen Einzelsitzungen, doch die Abendstunde ist jetzt dunkel, da der Lauf der Jahreszeiten fortgeschritten ist. Er zündet die Kerze an und spricht mit mir darüber, wie sich diese neuen Erfahrungen von Präsenz auf sein Leben zuhause und bei der Arbeit auswirken. Obwohl er mir von einer zunehmenden Besorgnis über seine tiefe Erschöpfung erzählt, was seine Verantwortlichkeit bei der Arbeit betrifft, spricht er von größerem Frieden in seinem Inneren. Er spricht auch über das Ausbleiben eines alten und vertrauten Sichwappnens in Beziehung zu seiner wachsenden Empfindsamkeit gegenüber Unordnung, Straßenverkehr, Fernsehen und Konflikten. Er spürt eine bestimmte Art von Verletzlichkeit, die von seinem Erleben einer tiefer werdenden inneren Präsenz ausstrahlt. Er erhascht dankbar einen flüchtigen Blick auf eine neue Erfahrung von Stärke, und er fängt an, sie mit dieser Verletzlichkeit in Verbindung zu bringen.

Er geht zur Mitte, dreht sich um, nimmt Blickkontakt auf und schließt seine Augen.

Sein Innerer Zeuge:

> Ich stehe und warte auf Weisung, und dabei werde ich zu einem grenzenlosen Feld konfuser Vibrationen. Mein oberer Rumpf zuckt plötzlich. Ich höre einen hohen Ton in meinem Kopf. Die Vibrationen in meiner Wirbelsäule und meinem Nacken werden lauter. Mein Nacken neigt sich nach links, meine Finger werden fest, in spezifischen Formen. Mein unterer Rücken schmerzt. Mein Bauch fühlt sich flach an, nach hinten gegen meine Wirbelsäule gedrückt. Ich spüre ein weiteres plötzliches Zucken, dieses Mal mehr in meinen Schultern.
>
> Ich spüre, wie mein Körper nach oben schwebt. Meine Füße werden schwerfällig, riesig und juckend. Ich fühle mich, als ob ich nicht atme. Ich würde jetzt gerne aus dem hier herausgehen, aber ich kann nicht. Ich bin an diese Stelle angebunden, aber ohne Seile oder Gefühle. Ich bin nicht gelähmt, aber ich bin nicht fähig, mich wirklich zu bewegen. Ich spüre ein weiteres Zucken. Hier ist es, wo ich mich selbst nicht sehen kann. Ich bin dabei, meinen Körper zu verlassen. Ich öffne meine Augen, voll Dankbarkeit für die Präsenz meiner äußeren Zeugin.

Meine Innere Zeugin:

> *Möge meine Präsenz ausreichend sein.*

Nach zwanzig Minuten Arbeit sehe ich diesen Mann sehr, sehr langsam anfangen, den langen Weg zurück zu seinem Kissen zu gehen. Hier erzählt er mir von seiner Erfahrung, wieder mit Klarheit und Geduld. Er spricht von seiner Bereitschaft, sich diesen Empfindungen hinzugeben. Wir sprechen über das, was er als ein plötzliches Zucken in seinem Körper beschreibt, das beim Bewegen auftritt und das er seit einem Monat zunehmend wahrnimmt. Ich sage ihm den Namen für dieses Phänomen in Sanskrit, *Kriya*. Kriyas sind spontane, unwillkürliche Bewegungen, die überall im Körper auftreten können. Obwohl sie oft als plötzliches Zucken erlebt werden, können sie auch vibrierend oder gleichmäßig und weich sein. Wir sprechen auch über das Phänomen seiner Finger, die sich in Beziehung zueinander in bestimmte Formen hinein ausstrecken, ausdehnen. Der Name in Sanskrit für diese ganze Form der Handbewegung ist *Mudra*.

Wir sprechen ausführlich über den Moment, in dem er dessen gewahr wird, dass er nicht länger bewusst in seinem Körper bleiben kann, über den Moment, in dem er seine Absicht darauf richtet, zurückzukehren, und über den Moment, in dem er seine Augen öffnet. Jetzt konzentriert sich seine Praxis zunehmend auf solche Momente. Was geht diesen Momenten voraus? Was tut er unmittelbar bevor er bemerkt, dass er seinen Körper verlässt? Was geschieht, während er seinen Körper verlässt? Da der Inhalt neu ist, da er Ehrfurcht und etwas Angst erlebt, wird das mühevolle Vergegenwärtigen des Verlaufs wieder unbedingt notwendig – genau so, wie er das in der Einzelarbeit und in der Arbeit mit dem kollektiven Körper geübt hatte. Er muss sich dahingehend verpflichten, in seinem Körperbewusstsein zu bleiben, während er andere Möglichkeiten zu sehen und zu wissen erlebt, ganz gleich wie stark der Drang ist, wegzugehen, ganz gleich, wie ehrfurchtgebietend die Erfahrung ist, die ihn fort ruft.

* * *

Ich bereite den Raum für den großen Mann vor, indem ich den Boden fege und eine Kerze anzünde. Es klopft an der Tür und ich bedeute ihm mit Armbewegungen hereinzukommen, während ich auf ihn zu gehe. Er macht deutlich, dass er jetzt nicht sprechen möchte, und begibt sich sofort in die Arbeit. Ich sehe ihn zum Rand des Teppichs gehen, mich anschauen und seine Augen schließen. Er arbeitet dreißig Minuten lang.

Sein Innerer Zeuge:

> Dieser Raum ist für mich heilig geworden, durch die heiligen Erfahrungen, die ich hier erlebe. Ich stehe am Rand, ich wische

die Unterseite meines rechten Fußes mit meiner linken Hand ab. Jetzt wische ich die Unterseite meines linken Fußes mit meiner rechten Hand ab, genauso wie ich das tue, bevor ich den umzäunten Garten hinter dem Tempel betrete. Beim Eintreten in meinen heiligen Ort wird mein Körper zu einer Antenne. Ich vibriere. Die Kriyas kommen und gehen. Ich sehe mich selbst hier mit Klarheit. Leer erlebe ich klares stilles Gewahrsein.

Während ich nach oben schwebe und kleiner werde, höre ich ein Lied im Inneren meines Kopfes, als ob ich es singen würde, aber ich kenne dieses Lied nicht. Ich habe es nie zuvor gehört. Es ist ein tragisch schönes Lied in Moll. Dieses Lied bringt mich tiefer in die Vibrationen hinein. Dies ist wirklich, es passiert mir wirklich.

Vorsichtig, ich kann jetzt nicht so klar sehen, doch ich bin nicht bereit zu gehen und ich muss nach unten kommen. Ich möchte nicht meine Augen öffnen, um das zu tun. Ich bringe mich mit meiner Willenskraft nach unten, indem ich meinen inneren Blick fest auf einen kleinen und kahlen winterlichen Baum richte, den ich sehe, vom Schnee angestrahlt, überall weiß. Ich weiß, ich muss zurückkehren, meine Augen öffnen. Mehr Kriyas. Der Schmerz in meinem Rücken wird furchtbar. Mir ist übel und ich bin schwach. Mein Magen dreht sich um. Meine Füße brennen.

Jetzt, während ich mich auf das Herunterkommen konzentriere, werde ich schmerzlich, aggressiv in meinen Körper zurück geschoben. Ich komme am Boden an und liege lange Zeit flach auf meinem Rücken, meine Hände auf meinem Bauch. Keiner wird mir glauben. Kann ich mir glauben? Ich öffne meine Augen.

Wir nehmen Blickkontakt auf, während er sich zu mir umdreht. Wir sehen uns hier eine lange Zeit an. Wenn er zu seinem Kissen zurückkrabbelt, haben wir mehr Blickkontakt. Aufgrund der Tiefe und Dauer seiner Praxis wird mein verbaler Zeuginnenbeitrag weniger notwendig. In solch einer Situation können die Einzelheiten der Erfahrung der Zeugin zeitweilig sogar das energetische Feld überladen und verwirren. Mehr und mehr wird die Zeugin in der Gegenwart energetischer Phänomene zu klarem, stillem Gewahrsein. Meine Präsenz wird zu meiner Gabe. Mein Gebet ist meine Sehnsucht: *Möge meine Präsenz ausreichend sein.*

*

Indessen beteilige ich mich voll und ganz als Zeugin und Lehrerin im Gespräch, indem ich darauf reagiere, wie der Sichbewegende in Beziehung zu seinen Erfahrungen kommt, zu seinen Gefühlen und Gedanken bezogen auf das, was geschieht. Der große Mann möchte mir so sehr das Lied vorsingen, das er während seiner Erfahrung hört, und kann nicht. Er möchte so sehr seine Erfahrung beschreiben. Er sagt, er ist voll Klarheit, wenn er dort ist, und weiß genau, was geschieht, doch jetzt hat er das Gefühl, dass er diese Erfahrung nicht gut ausdrücken kann. Und wenn er versucht, sie auszudrücken, fühlt er sich nicht nur frustriert, sondern so, als ob er seine Erfahrung verraten würde. Wenn er nicht versucht, sie auszudrücken oder sie irgendwie in eine Form zu bringen, kann er sich schmerzlich entfremdet fühlen und zuweilen weniger menschlich.

Selbst bei einer derartigen wachsenden Klarheit zweifelt der Verstand eines Sichbewegenden aufgrund der ungewöhnlichen Qualität von direkter Erfahrung, ob er nicht etwas erfindet, sich vorstellt oder irgendwie kreiert. Das Erforschen der Spannung zwischen Zweifel – „Niemand wird mir glauben. Kann ich mir glauben?“ – und Glaube – „Dies ist wirklich, es passiert mir wirklich“ – führt oft dazu, dass er sein Wissen um das, was wahr ist, tiefer annimmt. Durch sein bewusstes Erleben von Empfindungen, die mit seinen Bewegungen einhergehen, weiß er, dass diese Erfahrung wirklich ist.

Der große Mann kann immer mehr in seinem Körper bleiben, während diese Erfahrungen eintreten. Jetzt schließt er in seine Arbeit die Aufgabe mit ein, das zu erdulden, was zunächst ein sehr herausfordernder Übergang sein kann, zurück in eine stärker geerdete Verkörperung. Dies kann herausfordernd und erschöpfend sein, nicht nur weil er sich dafür entscheiden muss, die Energie in sich zu halten, anstatt sich dafür zu öffnen, sondern auch, weil er sich tatsächlich von einem energetischen Feld in ein anderes bewegt. Ein solches Wechseln in Raum und Zeit wird leichter, je weiter sich die Praxis entwickelt. Die Bestimmtheit und das intensive Engagement des Übens sind erforderlich, während er lernt, andere Dimensionen der Wirklichkeit zu erleben und dabei eine Zeugenpräsenz aufrecht zu erhalten.

Bei diesem Weg entdecken wir immer weiter, dass Sichbewegende und Zeugin, sich bewegendes Selbst und Innere Zeugin, der Körper des Einzelnen und der kollektive Körper, Körper und Wort alle zunächst als getrennte Phänomene erlebt werden und dann in Momenten der Gnade als dasselbe erkannt werden. Üblicherweise werden energetische Phänomene zuerst als getrennt vom normalen Bewusstsein erlebt. Bei einer engagierten verkörperten Praxis ist es möglich zu entdecken, dass gewöhnliche und außergewöhnliche Erfahrungen gemeinsam, ohne Trennung, bestehen können.

* * *

Die Frau in den roten Socken hat sich aufgrund der wachsenden Intensität ihrer Erfahrungen von energetischen Phänomenen in der Gruppe für verkörperten Text für Einzelarbeit entschieden. Sie kommt heute unter einem bedrohlichen Himmel an und spricht von ihrer Erleichterung darüber, alleine hier zu sein, und von etwas Aufgeregtheit über diese Entscheidung.

Wir fangen mit Blickkontakt an. Sie schließt ihre Augen, geht zur Schale und kniet sich langsam vor ihr hin. Sie taucht zart ihre Finger hinein, als ob Wasser darin wäre. Ich sehe sie ihre Hand zurückbringen, um ihr drittes Auge zu berühren, ihren Hals und dann die Stelle, wo ihre Gebärmutter ist.

Bald steht sie und macht über der Schale wischende Kreise mit ihren Armen und Händen. Nach zwanzig Minuten Bewegung öffnet sie ihre Augen und schaut mich lange an, bevor sie durch den Raum zu ihrem Kissen zurückgeht. Sie sagt, dass sie noch nicht bereit ist, über ihre Erfahrung zu sprechen, und entscheidet sich dafür zu schreiben.

Nach einer Übergangszeit im Schweigen liest sie mir vor:

Da ist ein Wind im Inneren
ein schieferfarbener Wind
eine Bewegung in Wirbeln
er schwillt an
weht über
meine innere Landschaft
verändert mich.

Mein Oberkörper wirbelt
kleine Kreise während ich
hier an der Schale stehe
meine Füße unter mir festgebunden.

Ich streiche leicht über
die äußeren Ränder
meiner Arme.
Ich habe keine Haut
oder vielleicht ist meine Haut
durchlässig.

Ich erlebe keine Trennung
zwischen meinem Inneren
und all dem was außen ist.
Ich kenne meine Grenzen.
Ich habe keine Grenzen.

Meine linke Hand kommt
in der kleinen Grube an
wo sich meine Schlüsselbeine

treffen. Meine Fingerspitzen
glühen während sie
einen Rubin
im Mittelpunkt
umkreisen.
Jetzt meißelt
der Rubin in meinen
brennenden Fingern aus Feuer
meine Grenzen heraus.
Ich habe keine Grenzen.

Mich auflösend aber noch hier
weiß ich nicht
ob meine Augen offen sind
oder geschlossen.
Ich sehe mit meinen Zellen
während mein Kopf nach hinten geht.
Hier ist ein Wesen
ein verzücktes Wesen
das Strahlen zweier Arme
mich umarmend, ein Kuss
auf meine Stirn
der mich aufflammen lässt.
Das weiß ich.
Das weiß ich.

Nachdem sie mir vorgelesen hat, sprechen wir zusammen über ihre Empfindungen ihrer sich verändernden Grenzen und über ihr Gefühl von Sicherheit bei diesen Entdeckungen. Sie spricht ausführlich über ihre tiefer werdende Demut. Sie beschreibt ihre Innere Zeugin als eine zunehmend konstante und mitfühlende Präsenz. Sie erlebt, dass diese Präsenz weniger durch Angst, Zweifel und Bewertungen unterbrochen wird: „Das weiß ich." Außer in dem Wahrnehmen ihrer Dankbarkeit spricht sie nicht weiter darüber, den Rubin unter ihrer Haut zu finden. Aspekte transpersonaler Erfahrungen erfordern genau wie Aspekte persönlicher Erfahrungen ein In-sich-Halten, bis es sich richtig anfühlt, über sie zu sprechen. Stattdessen spricht sie über die wachsende Empfindsamkeit in ihren Fingerspitzen. Sie spricht von einem Moment bei sich zuhause, als sie viel Energie in ihrem Hals erlebte und ohne nachzudenken ihre eigene Hand in den Nacken legte. Sie war überrascht zu spüren, dass der Schmerz und die Enge sofort nachließen. Sie erzählt mir von ihren Erfahrungen verstärkter telepathischer Wahrnehmung. Manchmal zweifelt sie an dieser Art Wissen, wenn es aus einer Erfahrung der Angst heraus auftaucht oder mit Angst verbunden ist.

*

Eine Möglichkeit, die Erfahrung von Enge im Hals dieser Frau zu verstehen, liegt in dem Phänomen, das *Kundalini* genannt wird, in Sanskrit ein Wort, das ursprüngliche Energie beschreibt. Während die Energie im Körper auf- oder absteigt, bewegt sie sich durch sieben energetische Zentren, *Chakras* genannt. Wenn die Energie sich nicht leicht durch ein Chakra hindurchbewegen kann, dann kann intensiver physischer oder emotionaler Schmerz erlebt werden, genauso wie ungewöhnliche und erweiterte Bewusstseinserfahrungen.

Energetische Phänomene erzeugen eine prägnante Sparsamkeit der Bewegungen. Dadurch, und weil die bewusste Zeit schnell in einen zeitlosen Raum hinein schwindet, wenn man in die Energie hineingeht oder die Energie in einen hereinkommt, ist die tatsächliche Bewegungsdauer für Menschen, die mit transpersonaler Energie arbeiten, meist nicht sehr lange. Diese Frau arbeitet jetzt selten länger als zwanzig Minuten. Wenn die Innere Zeugin in Beziehung zu energetischen Phänomenen stärker wird, kann die Sichbewegende bisweilen ihre formale Praxis ausweiten, außerhalb der Arbeit im Bewegungsraum, ohne äußere Zeugin.

* * *

Die Frau in den roten Socken kommt wöchentlich wieder, viele Monate lang. Wir sprechen zusammen über ihre zunehmende Unfähigkeit, viele Nahrungsmittel zu verdauen, über die neuen Vielschichtigkeiten in ihren nahen Beziehungen und über ihr wachsendes Bedürfnis, während des Tages öfter kurz zu schlafen. Ihr Nachtschlaf wird oft durch die Energie unterbrochen, durch Visionen. Wir sprechen über ihre Erfahrung der Visionen, die manchmal mit den Energiewogen einhergehen. Diese Bilder erscheinen – anders als bei visuellen Phantasien – mit einer lebendigen Präsenz, aus vibrierendem Licht gemacht, die Energie selbst formt sie bis ins kleinste Detail. Diese Frau betrachtet ihre Visionen als Lehren, die meisten bieten ihr Weisheit an, Einsicht und Momente von Transzendenz.

Ein Gewahrsein des Todes umgibt ständig ihre Visionserfahrungen wie auch andere Manifestationen ihres Erlebens energetischer Phänomene. Sie kommt mit dem Tod in Beziehung, indem sie andere Bewusstseinswelten erlebt, an anderen Orten, in anderen Zeiten. Sie sagt, dass sie vor dem Tod nicht mehr solche Angst hat, sondern stattdessen eine Nähe oder ein Verständnis von seinem zutiefst natürlichen Platz in den Lebenszyklen spürt. Sie spricht von einer Bewusstheit darüber, dass alle Angst in ihrem Leben aus der Angst vor dem Tod herrührt. Sie erzählt mir von einem Frieden in ihrem Inneren im Hinblick auf die Erfahrung mit ihrem totgeborenen Sohn vor so vielen Jahren, einen Frieden, den sie früher nicht gekannt hatte.

Heute, nach dem Anzünden einer Kerze und dem Aufnehmen von Blickkontakt, geht sie im Bewegungsbereich einen Kreis und macht dabei in jeder der vier Himmelsrichtungen eine Pause. Sie kommt in der Mitte an und setzt sich hin.

Ihre Innere Zeugin:

Ich sitze auf Erde.
Ein Feuer brennt in der Nähe.
Menschen gehen um mich herum.
Ich rieche den Staub.
Ich schmecke ihn.

Alle Farben sind gedämpft
durch ihn.

Ich ziehe meine Socken aus
als Vorbereitung
für eine Gabe.
Ich bin diejenige, die geopfert werden soll.

Ich stehe auf und trage
meine geliebten roten Socken
zum leeren Gefäß
und lege sie hinein.
Dankbarkeit für all die Jahre
des Schutzes
durch diese Socken.
Ich brauche sie nicht mehr.

Ich kehre zum Platz in der Mitte zurück
und lege mich auf meinen Rücken
meine Hände schweben nach unten
über mein Gesicht.
Licht explodiert in Licht.
Energie strömt direkt
in mein Herz hinein.
Mein Herz wird
riesengroß.
Ich werde mein Herz.

Ich ziehe mich zusammen, alles von mir.
Ich bin gehaltene Spannung.
Ich ziehe mich zusammen, alles von mir.
Ich bin gehaltene Spannung.
Hier in der Mitte
kommen die vier Richtungen zusammen.
Ich bin mein Herz.
Ich bin mein Herz.

Ich empfange den Rubin
mit meiner linken Hand.
Ich durchsteche mein Herz
mit dem Rubin.
Mein Herz ist geopfert.

Mein Kopf wird
nach vorne auf meine Brust gezogen.
Ich sehe mit einem Auge
in der Mitte meines Kopfes
einen klaren See.
Jetzt eingetaucht in das Wasser
bin ich umgeben von
dünnen und elektrisch
blauen, verschlungenen Linien
einem sehr geordneten
Muster.
Ich bin nicht umgeben von
Unendlichkeit.
Ich bin Unendlichkeit.
Ich bin klares, stilles Gewahrsein.

Zu Beginn dieser Runde sehe ich diese Frau ihre roten Socken in die Steinschale hineinlegen und ich erinnere den Tag, an dem sie ihr totes Baby da hinein legte. Während sie zur Mitte des Kreises zurückkehrt und sich hinlegt, erlebe ich im Raum eine Veränderung des Lichts. Wenn ich sehe, wie sie ihr Herz durchsticht, stehe ich auf und bleibe stehen, bis sie aufsteht und zu ihrem Kissen zurückgeht. Während wir bei unserem Blickkontakt sind, sehe ich den Rand ihres Kopfes licht werden, formlos werden. Sie spricht von Momenten ihrer inneren Erfahrung, Orten ohne Dualität, ohne Trennung zwischen ihrem sich bewegenden Selbst und ihrer Inneren Zeugin. Sie spricht davon, diese Erfahrungen in Ehrfurcht in sich zu halten, anstatt sie zu erklären.

* * *

Die Frau ohne die roten Socken kommt, um ihre Arbeit fortzusetzen. Heute fangen wir an, indem wir zusammen bei der Steinschale sitzen. Während sie ein wenig Asche in die Leere dort streut, erzählt sie mir im Einzelnen von einem Ritual, das sie zuhause gemacht hat, bei dem sie ihre roten Socken verbrannte. Sie spricht von ihrem Leben jetzt als einer Reihe von Ritualen – das Bett machen, kochen, die Pflanzen gießen, baden. Sie erzählt mir von neuem Raum, den sie in sich und um sich herum erlebt. Ihre Grenzen sind plötzlich klarer, wenn sie draußen in der Welt ist. Sie spricht von einer neuen Stimme der Klarheit, die aus ihr heraus strahlt. Die Stimme ihrer Inneren Zeugin und ihre sprechende Stimme fangen an, dieselbe zu sein – klarer, prägnanter, freier.

Heute bewegt sie sich erst, als wir uns dem Ende unserer gemeinsamen Zeit nähern, weil es so vieles gibt, das sie über die Veränderungen in ihrem Leben sagen möchte. Jetzt verlässt sie langsam unseren vertraulichen und gemeinsamen Platz an der Schale, schlittert hinaus in den leeren Raum und schaut für den Blickkontakt zurück. Lächelnd winkt sie mir mit ihrer rechten Hand zu, während sie ihre Augen schließt.

Ihre Innere Zeugin:

Ich gehe zur Fensterreihe
stehe an diesem Ende
an dem der Flieder wächst
hier draußen.
Beim Öffnen meiner Augen
sehe ich die kleinen neuen Knospen.
Ich schließe meine Augen
drehe den Griff
mit meiner rechten Hand
und schiebe das Fenster
auf.

Ein Schritt nach links
und ich drehe den Griff
und schiebe das nächste auf.
Ein weiterer Schritt
ein weiteres Fenster geht auf
noch eines
und noch eines.

Ich mache einen Schritt nach links
und mache noch ein
Fenster auf
noch eines
und noch eines.

Außen, innen
presse ich
die Handflächen meiner Hände
aneinander
ich berühre meine Fingerspitzen
an meinen Lippen und schaue nach unten
nach unten in die Erde hinein.

Ich sehe das Schlafzimmer
meiner Kindheit, die blassen blauen Farben
die weiche pfirsichfarbene Decke.
Ich drehe mich um und wähle
die Schlafveranda
genau über dem Meer.
Ich wähle die Pinien
den leeren Himmel.

***

Die Frau mit dem weißen Tuch arbeitet mit mir seit vielen Monaten in Einzelsitzungen, dabei richtet sie ihr Hauptaugenmerk auf die Herausforderungen ihres Erlebens energetischer Phänomene. Heute spricht sie von körperlichen Schmerzen und Angst. Wenn es Zeit für sie wird, sich zu bewegen, erzählt sie mir von noch stärkerer Angst, eine Angst, die sich so anfühlt, als ob sie sie überwältigen könnte.

Wir sprechen zusammen über einen notwendigen Respekt gegenüber Angst. Angst kann ein weiser Schutz davor sein, uns für Erfahrungen zu öffnen, für die wir noch nicht bereit sind. Das Vertrauen in das Wissen der Inneren Zeugin, wann es Zeit ist, sich hinzugeben, und wann es Zeit ist, den eigenen Willen zu nutzen und Nein zu sagen, wird entscheidend. Die Frau mit dem weißen Tuch entschließt sich, sich jetzt zu bewegen, und erinnert sich daran, dass sie sich jederzeit dafür entscheiden kann, mit dem Bewegen aufzuhören und ihre Augen zu öffnen.

Wir nehmen Blickkontakt auf, sie tritt zögernd auf den Holzboden und geht direkt zur Schale. Sie schmilzt nach unten in eine zusammengekauerte Haltung, ihre Zehen sind unter ihren Füßen aufgestellt. Sie fängt an, vor und zurück zu schaukeln, vor und zurück, vor und zurück. Ich höre ihr Ausatmen lauter und lauter werden, während sie mit Wucht zurück nach unten auf ihre Fersen aufkommt, ihre Handgelenke sind vor ihr in den Boden gepresst. Jetzt und über eine lange Zeit höre ich sie schreien. Ich sehe sie beide Hände vor sich wieder und wieder auf den Boden schlagen. Jetzt holt sie nach vorne aus, ihre Hände schlagen nach außen in den Raum vor ihr. Ihre Hände packen sich gegenseitig, umklammern ihr Gesicht, ihre Haare, ihre Füße, jetzt krallen sie sich an ihre Brust. Plötzlich krabbelt sie zur Ecke des Raumes, und dort sehe ich sie zittern, erschauern. Ich höre sie wimmern. Jetzt streckt sie ihre rechte Hand an der verputzten Wand hoch, klopft mit ihren Fingern die Oberfläche entlang, bis sie der Wand nach unten folgen, auf dem Boden landen, jetzt auf ihrem Fuß landen. Diese Finger klopfen auf ihren Fuß, bis sie ruhig wird. Eine lange Zeit vergeht, und sie krabbelt zurück zu ihrem Kissen hier neben mir auf dem Teppich.

Während sie sich ausruht, bereite ich in der Küche Tee und fülle eine Schale mit heißem Apfelmus. Nachdem ich mit dem Tablett zurückkehre, fangen wir an, miteinander zu sprechen. Sie drückt ihre Erschütterung über das Erkennen aus, dass es nach all der inneren Arbeit, die sie getan hat, immer noch einen Rest ihres Kindheitstraumas gibt, einen bedeutenden und überraschenden Rest. Sie spricht von einem vor kurzer Zeit erfolgten ambulanten chirurgischen Eingriff, auf den tiefer Schmerz und Angst folgten, die weiter angedauert haben. Jetzt sind der Schmerz und die Angst weg. In der Vergangenheit arbeitete sie als Sichbewegende mit tiefer Konzentration und Integrität daran, Energie aus ihrem Kindheitstrauma im Krankenhaus zu lösen, sie war sich dabei besonders der psychischen Verletzung durch die verfrühte Trennung bewusst gewesen. Jedoch waren der spezifische Schmerz und die Panik, die in ihrem Nervensystem durch die Misshandlung dort eingeschlossen waren, in ihrer Arbeit als Sichbewegende oder als Zeugin nie an die Oberfläche gekommen, bis jetzt, nach dem medizinischen Eingriff.

Heute durchlebt sie die Misshandlung nochmals. Sie spricht von einer Erleichterung darüber, so etwas Dunkles in ihren Körper hinein und durch ihn hindurch zu lassen, eine Erleichterung darüber, dass eine mächtige Kraft, die vorher unsichtbar gewesen war, jetzt verkörpert ist, sichtbarer und bewusster. Sie spricht von der klopfenden Bewegung an der Wand entlang, und dass sie weiß, dass dies nicht ihre Bewegung ist. Während sie sich ihr hingibt, sieht sie ein kleines Kind, das bei ihrem Gitterbett steht, seine Hand durch die Stäbe streckt, auf ihren Fuß, und sie beruhigt.

*

Es ist nicht ungewöhnlich, dass ungelöste Aspekte der persönlichen Geschichte auftauchen, auch wenn so viel innere Arbeit getan worden ist, auch wenn ein großer Teil des Lebens bewusst als unbelastet durch die Dichte vergangener Erfahrungen erlebt wird. Vielleicht liegt es an der Reife der Praxis dieser Frau, vielleicht an der Präsenz energetischer Phänomene in ihrem Leben, dass die Dunkelheit und der Schmerz dieses bestimmten Ereignisses schneller vorübergehen als beispielsweise die Dunkelheit und der Schmerz, den sie Jahre zuvor entdeckt hatte, als sie zum ersten Mal ihre Verlassenheitserfahrung als Säugling wieder durchlebte. Jetzt braucht sie als Antwort auf das plötzliche Fallen in Angst und Schmerz Zeit zum Ausruhen und Erholen. Viele Monate vergehen, während diese Erfahrungen integriert werden, während unsere Arbeit weiter geht.

* * *

Die Frau mit dem weißen Tuch kommt heute mit warmem Brot von der Bäckerei unten am Hügel. Wir teilen Brot und heißen Tee und sprechen von ihrem verstärkten Erleben energetischer Phänomene, das ihre professionelle Arbeit und ihre Fähigkeit, so in der Welt zu sein, wie sie es war, bevor die Energie in ihr Leben trat, ernstlich anficht. Ihr tägliches Praktizieren dieser Form des Übungsweges ist zu ihrer Arbeit geworden. Die Energie wird von ihr jetzt zeitweise als stärker erlebt als ihr persönlicher Wille, was ihre Innere Zeugin extrem herausfordert, präsent zu bleiben. Sie entscheidet sich dazu, zweimal wöchentlich zu kommen, um ihre Fähigkeit zu stärken, geerdet zu bleiben. Ich biete ihr sehr spezifische Anleitungen an und erinnere sie dabei an ein Üben, das sie gut kennt, das sich aber zum gegenwärtigen Zeitpunkt zu schwierig anfühlt:

> Ich möchte, dass du jetzt beim Sprechen die Augen offen hältst. Das wird dringend notwendig. Wenn sie anfangen, sich zu schließen, können du und ich zusammen den Kreis entlang gehen, mit unseren offenen Augen. Gehen und körperliche Berührung können erdend sein.
>
> Wenn es für dich Zeit ist, dich zu bewegen, betrete den Raum und finde deinen Weg. Wenn du bereit bist, entscheide dich dafür, mit mir Blickkontakt aufzunehmen, und entscheide dich dann dafür, die Augen zu schließen. Während du dich jetzt dafür entscheidest, dich direkter der Energie zu öffnen, erlaube ihr nur dann in dich hereinzukommen, wenn du präsent

bleiben und von allem, was in dir geschieht, den Verlauf vergegenwärtigen kannst. In dem Moment, in dem du merkst, dass du von der Energie weggezogen wirst, öffnest du deine Augen. Wenn du das tust, werde ich kommen und mich neben dich setzen, und du kannst mir so genau wie möglich erzählen, was gerade in dir geschehen ist.

Wir fangen an, während sie eine Kerze anzündet. Ich sehe diese Frau zum Rand des Teppichs krabbeln und auf ihren Fersen sitzend in die Leere schauen. Sie tut dies eine lange Zeit. Jetzt steht sie auf und geht dreimal einen Kreis, entgegen dem Uhrzeigersinn. Sie hält bei der Schale an, beugt sich dort nach unten und legt ihre Hände auf den Rand. Sie schaut lange Zeit in die Leere. Ich sehe sie wieder aufstehen, dreimal im Raum einen Kreis gehen, zur Mitte gehen und sich umdrehen, um mit mir Blickkontakt aufzunehmen. Ich sehe sie mich eine sehr lange Zeit ansehen. Jetzt schließt sie ihre Augen und beugt sich nach unten zum Boden, landet auf ihrer Seite, ihre Hände nahe an ihrem Mund. Sie bewegt sich drei Minuten lang, setzt sich auf und öffnet dabei ihre Augen. Ich gehe zu ihr, bereit, zuzuhören. Sie strengt sich an, ihre Augen offen zu halten, und spricht sehr langsam mit mir:

Ich liege auf meiner Seite.
Ein Bein ist
über das andere gekreuzt.
Energie kommt in mich hinein
steigt durch meinen Fuß auf
durch den unteren.

Mein Rumpf biegt sich
nach vorne
während meine Hände
meine Handgelenke sich strecken
und in meinen Bauch drücken.
Wellenbewegungen
Wellenbewegungen.

Große Töne
brechen aus mir heraus
während mein Rumpf
sich nach hinten biegt.
Werde ich explodieren?
Möge ich fähig sein
es hindurch zu lassen.

Meine Handgelenke pressen
in mich hinein und jetzt
gerade über mir nach oben
während mein Kopf nach hinten fällt.
Ich schwinge ins
Nirgendwo
und
das ist wo
ich mich selbst nicht sehen kann.
Die Energie ist zu groß.
Ich öffne meine Augen.
Ich setze mich auf.
Ich schaue dich an.

Sie fragt: „Wie halte ich sogar dieses?" Ich stelle Fragen, eine nach der anderen, und wir finden zusammen die Antworten: „Wie genau kommst du nach unten zum Boden? Auf welcher Seite liegst du? Welche Empfindungen spürst du, während die Energie in deinen Fuß hereinkommt und in deine Beine und deinen Rumpf aufsteigt? Wie weit steigt sie hoch? Wann gehen deine Hände von deinem Gesicht weg und kommen zum Bauch? Wie ist die Empfindung des Tons, der durch dich hindurch wogt? Wo spürst du ihn? Erlebst du irgendwelche Emotionen als Reaktion auf das, was geschieht?" Da die Kraft der Energie ihren Wunsch anficht, präsent zu bleiben, müssen wir als Unterstützung dafür, dass ihre Innere Zeugin in der Lage ist, präsent zu bleiben, den Verlauf jedes Aspektes dieser Erfahrung vergegenwärtigen. Dies ist die einzige Möglichkeit, die ich kenne, um „sogar dieses zu halten“ – mit Bewusstheit.

Ich bleibe in der Nähe und sehe sie sich dafür entscheiden, ihre Augen wieder zu schließen, sich der Energie zu öffnen. Jedes Mal macht sie die gleichen Bewegungen: den Kreis dreimal gehen, an der Schale anhalten, zur Mitte kommen, sich zum Boden beugen, auf ihrer Seite liegen, und ihr Fuß fängt an, sich zu bewegen. Jedes Mal nimmt sie sich vor, ihre Augen in dem Moment zu öffnen, in dem sie merkt, dass sie nicht mehr präsent ist, und entscheidet sich damit, ihre Herzensverpflichtung für eine langwierige und mühsame Praxis zu vertiefen.

Zeit vergeht, während diese Frau sich einer täglichen Praxis bei sich zuhause widmet, in der sie genauso arbeitet, wie sie das hier mit mir tut, außer dass sie nach dem Öffnen ihrer Augen schreibt; sie schreibt alles auf, an das sie sich erinnern kann von der Zeit, in der ihre Augen geschlossen sind. Sie erzählt mir, dass sich sogar zuhause die gleiche Abfolge von Bewegungen in dieser bestimmten Reihenfolge jedes Mal wiederholt. Sie nennt diese besondere Arbeit ihr Ritual.

Es gibt Zeiten, in denen diese Frau zu ihrem Kissen zurückkommt und zu erschöpft oder nicht in der Lage ist, den Verlauf zu vergegenwärtigen.

Sie bittet mich, ihr alles zu sagen, was ich gerade gesehen habe, was sie getan hat. Während ich sie wieder in der Arbeit des anfänglichen Übens begleite, bin ich voller Ehrfurcht angesichts der größeren Wiederholungszyklen, angesichts der Windungen in der Spirale, dem Mysterium der Wiederkehr. Und ich werde daran erinnert, dass sie durch das Wiederkehren an einem vertrauten Ort ankommt, aber mit einem veränderten Bewusstsein. An manchen Tagen kann sie beim Bewegen fünf oder zehn Minuten lang ihre Achtsamkeit halten, an anderen Tagen nur eine oder zwei. Langsam wird die Zeit länger und sie beginnt zu spüren, dass sie in eine dialogische Beziehung mit der Energie kommt, anstatt mit ihr zu verschmelzen. Dies ist die Arbeit.

*

Da diese Frau intensiv den Weg Authentic Movement gelernt, erforscht und geübt hat, ist sie tief vertraut damit, Präsenz anzustreben. Jahre zuvor, zu Beginn ihrer Praxis dieses Weges, nur Monate, bevor sie das Pressen ihrer Handgelenke in den Boden als Teil des Wiedererlebens ihres Kindheitstraumas entdeckte, erlebte sie einen Moment, in dem ihr sich bewegendes Selbst und ihre Innere Zeugin als ein und dasselbe erfahren wurden, eine Erfahrung von Einheit. Dieses erste Aufscheinen dieser spezifischen Bewegung geschah in einem flüchtigen, transpersonalen Moment:

> „Es ist, als ob mein Arm angehoben wird, bewegt wird. Und mein Handgelenk ist heiß, voll winzig kleiner Vibrationen. Ich kann das nicht sehr gut beschreiben ... Hier ist alle Zeit, aller Raum, plötzlich in diesem Augenblick. Ich bin hier heil, ganz."

Auf diese Erfahrung folgte bald das Strecken und auf-den-Boden-Pressen ihrer Handgelenke, was zu einem aktiven Teil einer wiederholten Bewegungsfolge wurde, die sich auf ihr Kindheitstrauma bezog:

> „Mit meinem gerundeten Rücken schaukle ich nach hinten auf meine Fersen und jetzt nach vorne zu diesem Platz des Pressens, meine Handgelenke pressen, unten festgehalten, unten festgebunden."

Während ihre Arbeit sich in der Gruppe in der Arbeit mit dem kollektiven Körper weiterentwickelte, fuhr sie fort, diese besondere Geste in vielen verschiedenen Zusammenhängen zu erleben. In ihrer Arbeit in der Gruppe für verkörperten Text gab es eine Zeit, als sie vorlas:

> „Mein Körper ist eine Flamme
> meine Handgelenke halten Fackeln."

Hier betritt sie direkte Erfahrung, aber dieses Mal mit einer viel stärkeren Inneren Zeugin. Zuletzt, als sie extrem herausgefordert war, präsent zu bleiben, während die Energie durch ihren Körper hindurch wogte, gaben das Strecken und Pressen ihrer Handgelenke der unerschöpflichen Kraft eine Form:

„Mein Rumpf biegt sich
nach vorne
während meine Hände
meine Handgelenke sich strecken
und in meinen Bauch drücken.

...

Meine Handgelenke pressen
in mich hinein und jetzt
gerade über mir nach oben
während mein Kopf nach hinten fällt."

Es ist nicht ungewöhnlich, dass eine Bewegung, die sich innerhalb der Körpererinnerung eines Traumas formt, zu einer Bewegung wird, die das Tor zu transpersonaler Erfahrung kennzeichnet. Es ist nicht ungewöhnlich, dass gestreckte Handgelenke wie auch spezifische und gestreckte Fingerstellungen ein bedeutender Teil der Erfahrung energetischer Phänomenen sind.

Die Frau mit dem weißen Tuch weiß jetzt, dass sie während ihres Kindheitstraumas andere Welten erlebte, Welten, die sie in der Abwesenheit ihrer Mutter betrat, in der Gegenwart von Misshandlung. Aber sie betrat diese Welten ohne Innere Zeugin. Jetzt verpflichtet sie sich ganz dazu, ihre Innere Zeugin in Beziehung zu der Energie, die sich in ihrem Körper bewegt, zu stärken, so dass sie sich dessen bewusst bleiben kann, was ihr Körper tut, während sie andere Bewusstseinswelten betritt. In ihrer Praxis bewegt sie sich von einem Gefühl des Ausgeliefertseins an solch eine Kraft dahin, mit der Kraft präsent zu bleiben, für eine Dauer von fünfundvierzig Minuten. Da ihre Innere Zeugin dabei bleibt, integriert sich die Energie, entwickelt sich ein Bewusstsein, welches das Gewahrsein erden kann und das durch seine ureigene Wesensart dazu beitragen kann, die Heilung des Traumas zu unterstützen.

* * *

Zeit vergeht. Heute berichtet die Frau mit dem weißen Tuch von ihrer Freude darüber, solch einen langwierigen Eingriff in ihr Sein zu überleben. Sie bewältigt ein größeres Maß eines konstanten Energieflusses, ohne ihr immer noch vereinfachtes Alltagsleben durcheinander zu bringen. Sie wiederholt nicht mehr ihr Anfangsritual, sondern geht stattdessen in neue Bewegungen. Sie spricht von weniger Spannung, weniger Anstrengung, mehr Fließen. Sie erzählt von einem subtilen Vibrationsgefühl in ihrer Wirbelsäule, während wir miteinander sprechen. Sie spricht von unendlichem Raum um sie herum, während wir miteinander sprechen.

Heute erinnert sie sich daran, wie sie zum ersten Mal ihr Kindheitstrauma wiedererlebte. In jener Erfahrung betrat sie einen bestimmten Ort, in dem Zeit und Raum verschwunden waren. „Ich bin in dieser speziellen Empfindung gefangen, ein länglicher, enger und lebensgefährlicher Platz, den ich vollständig ausfülle." Jetzt, Jahre später, erlebt sie zeitweilig keinerlei Grenzen, während sie eine ewige Weite betritt, einen unsterblichen Ort, in dem alles Leben strahlt. Jetzt, während sie die Zartheit der Veilchen im Garten hinter dem Fensterplatz anschaut, spricht sie von einer Erfahrung vor kurzem, in der sie sich von der unerträglichen Schönheit einer wilden Rose, die in den Dünen am Rand des Meeres entlang wächst, durchstochen fühlt.

Wir sitzen immer noch auf unseren Kissen und wir sehen uns in die Augen, während eine Stunde vergeht. Blickkontakt wird zu einer längeren, tieferen Erfahrung von Kommunikation, eine andere Möglichkeit, uns selbst und uns gegenseitig zu erleben. Ich sehe, wie sie unseren Blickkontakt beendet und zum Rand des Teppichs geht. Sie verneigt sich vor dem Raum und geht hinein. Sie kommt nach unten auf ihre Knie und legt ihre Hände auf den Boden vor sich. Unter einem Arm hindurch tauchend landet sie auf ihrem Rücken, ihre Arme unten an ihren Seiten. Ich sehe, dass ihre Hände und Arme sich zu ihrem Kopf bewegen, aber ich kann sie nicht wirklich sich bewegen sehen.

Ihre Innere Zeugin:

Auf dem Boden liegend
auf meinem Rücken
mit unerträglicher Sehnsucht
ziehe ich langsam meine Haare
nur mit meinen Fingern und Daumen
nach außen und weg von meinem Kopf.
Ich ziehe einen Teil von mir
ich ziehe mich
an die Grenzen von mir
jetzt über
die Grenzen von mir hinaus.
Ich lasse los, dabei öffnen sich
meine Hände. Hitze brennt
in meinen Handflächen.

Jetzt teilen meine Finger
oben auf meinem Kopf
meine Haare
und machen ein Tor.
Ist es meine Yoni die sich öffnet
oder der Scheitel meines Kopfes
der sich öffnet?

Ich werde hindurch gestoßen.
Ich stoße hindurch
eine zweite Geburt.
Ich werde geboren
aus meinem eigenen Körper heraus
in neues Bewusstsein hinein.
Ich werde geboren.

Zeit vergeht
und ich stehe auf
ziehe mein Tuch
um meine Schultern.
Ich verneige mich vor dem Raum
während mein Weggehen
wieder Leere
erschafft.

Diese Frau spricht mit großer Dankbarkeit über ihre Erfahrung von Energie als ein bemerkenswertes Geschenk. In der Wohnung einer neuen Freundin war sie kürzlich höchst erstaunt, Bilder einer Figur aus einer alten Kultur zu entdecken, bei der eine Frau tanzt, ihre Arme erhoben, ihre Handgelenke gestreckt, ihre Hände in Flammen wie Fackeln. Was einmal nur ihre eigene Bewegung war, wird jetzt in ihrem eigenen Bewusstsein zu einer universellen Bewegung.

*

Wenn die Beziehung einer Sichbewegenden zu transpersonaler Energie hinreichend bewusst wird, äußert die Sichbewegende Interesse daran, als Mitglied einer kleinen Gruppe mit anderen zu arbeiten, die ähnliche Phänomene erleben. Es gibt eine Sehnsucht danach, andere von derartigen Erfahrungen sprechen zu hören. Es gibt auch einen Wunsch danach, energetische Erfahrungen zu erforschen, die auftreten können, während man als Zeugin eine andere Person sieht, die energetische Phänomene verkörpert. Hier wiederholt sich auf eine Weise der Entwicklungsprozess in der Entfaltung des Übungsweges, wenn Einzelarbeit der Arbeit in einem kollektiven Körper voraus geht. Doch jetzt, während die Dichte der persönlichen Geschichte eine weniger dominante Kraft wird und Sichbewegende und Zeuginnen neuen Arten von Wissen begegnen, empfangen sie neuen Segen, wenden sich neuen Herausforderungen zu. Während sie die Kostbarkeit der Entwicklung des menschlichen Bewusstseins weiter verfeinern, kreisen die Einzelnen durch die Sehnsucht danach, gesehen zu werden und zu sehen, Teil zu sein und darzubringen; jedes Mal bewegen sie sich zu dem hin, was dem Wissen noch nicht zugänglich ist, und zwar durch eine kontinuierliche Praxis, die in dem verankert ist, was dem Wissen zugänglich ist – eine Erfahrung bewusster Verkörperung.

***

Die Frau mit dem weißen Tuch hat ihre Arbeit hier mit mir fortgesetzt. Während ihre tägliche Praxis stärker wird, öffnen sich Raum und Zeit weiterhin, im Bewegungsraum und in ihrem Leben, und die Unterschiede zwischen diesen beiden Welten werden kleiner. Während sie jetzt in diesem frühabendlichen Licht hierher kommt, bemerken wir, dass die Farben außerhalb des Bewegungsraumes und die Farben im Inneren erstaunlich gleich sind. Nachdem wir Blickkontakt aufgenommen haben, sehe ich sie zur Steinschale gehen, zur Leere darin, Quelle von allem, was ist. Sie schließt ihre Augen, steht lange Zeit und streckt jetzt ihre Handgelenke, ihre Handinnenflächen nach unten gewendet, über das Gefäß, als ob sie sie an einem Feuer darunter wärmen würde.

Ihre Innere Zeugin:

> Ich komme näher und näher
> zu mir selbst
> entdecke kein Selbst
> ein weiches Durchdringen
> ich bin bloßes Sein.
> Ich bin klares stilles Gewahrsein
> hier für alle Zeit
> hier für keine Zeit
> hier, nicht hier.

Ich bleibe hier
ich werde.
Meine Dankbarkeit steigt
läuft über
in keine Worte hinein
hier wo ich bin.
Wenn ich hier weggehe
werde ich
beim Markt anhalten
und einige Pecannüsse
auswählen.
Pecan-Pie
um Dank zu sagen
unbeschreibliche Dankbarkeit.
Hier.
Klares stilles Gewahrsein
hier, jetzt nicht hier.
Dank sagen.

Sie öffnet nach dem Bewegen ihre Augen. Wir sehen einander und sie kehrt zu ihrem Kissen zurück. Mit strahlendem Lächeln erzählt sie mir ihre Pläne für Thanksgiving, was sie kochen wird und wer da sein wird. Sie erzählt mir von ihrer Katze, die in der Waschküche Junge hat, von ihren Abendspaziergängen. Jetzt ist es Zeit für sie zu gehen, in diesen dunklen Abend hinein. Ich mache die Lichter an, die entlang des Ziegelsteinweges scheinen. Lebewohl einstweilen. Ich gehe zurück in den Bewegungsraum, voll Ehrfurcht für die Leere hier.

Epilog

Wer immer sich in Mystik vertieft, kommt nicht umhin zu stolpern,
wie es geschrieben steht: „Dieser Stolperstein ist in deiner Hand.“
Du kannst diese Dinge nicht erfassen,
wenn du nicht über sie stolperst.

KABBALA[6]

Die Abenddämmerung stellt sich ein weiteres Mal ein. Der Bewegungsraum ist leer. Ich zünde eine Kerze an und sitze bei der Steinschale, ich ziehe den Rand dieses leeren Kreises mit meiner Hand nach, langsam, sehr langsam, so dass ich mit meinen Fingerspitzen die Werkzeugspuren spüren kann. Jetzt sehe ich andere mit mir um die Schale herum sitzen. Jede ist lebendig, präsent.

Möge die Leere in diesem Gefäß
eine Quelle sein
aus der wir mit mehr Klarheit sehen können.

Jetzt stolpern meine Finger in eine Stelle, an der ein kleines Stückchen abgefallen ist und eine Einkerbung deutlich macht. Ich lege meinen Finger in diese Vertiefung und spüre einer dunklen und feinen Linie nach, einem Sprung, der sich von der verletzten Stelle fort bewegt. Ich muss in diesen Riss hineingehen, in diese heilige Unvollkommenheit. Mein Herz folgt der Bruchlinie in die Dichte des Steins hinein, in die Dichte dieses Gefäßes hinein, im Inneren dieses Bewegungsraumes, dieses Hauses, dieses Landes, zu

[6] Dieser Abschnitt ist in der deutschen Ausgabe im O.W. Barth-Verlag nicht wiedergegeben und deshalb von mir übersetzt.

unserer Welt werdend. Wie wird dieser Riss in der haltgebenden Form, diese Verwundung, die in Ganzheit inhärent ist, nach dem Licht unbegrenzter, bewusster Kräfte rufen, die unser Gefäß stärken, und diese Kräfte empfangen? Wie wird dieser selbe Riss die haltlose grenzenlose Dunkelheit unbewusster Kräfte erlösen, die unsere ganze zerbrechliche Menschheit zu zerschlagen droht?

Möge die Qualität von Bewusstheit
die kollektiv in unserer Welt zum Vorschein kommt
die Quantität der Unbewusstheit überwiegen
die auf unserem Planeten leidet.
Möge alles Leiden zu Mitgefühl werden.
Mögen wir bereit sein, mögen wir fähig sein.

Der Weg Authentic Movement ist eine weitere sich entfaltende verkörperte Achtsamkeitspraxis, eine weitere Gelegenheit, am Erschaffen einer Welt teilzuhaben, die fortbestehen muss.

JANET ADLER,
im Juli 2002

QUELLENANGABEN

VORWORT

Rumi: *Like This*. Übersetzt von Coleman Barks. Athens: Maypop 1990, S. 30.

John Martin: *The Modern Dance*. New York: Dance Horizons 1933, S. 59.

DER INDIVIDUELLE KÖRPER

Satprem: *Sri Aurobindo or The Adventure of Consciousness*. New York: India Library Society 1984, S. 185.

Daniel C. Matt: *Das Herz der Kabbala. Jüdische Mystik aus zwei Jahrtausenden*. O.W. Barth 1996, S. 85.

Lukardis of Oberweimar: Life. Autor anonym, veröffentlicht in Analecta Bollandiana, Vol. XVIII (1899), S. 314.

Arthur Green: *Seek My Face, Speak My Name*. Northvale, New Jersey: Jason Aronson 1992, S. 65.

Daniel Ladinsky: *The Gift. Poems by Hafiz*. New York: Penguin Arkana 1999, S. 99.

D.T. Suzuki: *The Awakening of Zen*. Boulder: Prajna Press 1980, S. 52–53.

Satprem: *Sri Aurobindo oder Das Abenteuer des Bewußtseins*. 5. Auflage. Gladenbach: Hinder + Deelmann 2010, S. 72

DER KOLLEKTIVE KÖRPER

Marion L. Matics: *Entering the Path of Enlightenment: The Bodhicaryavatara of the Buddhist Poet Santideva*. New York: Macmillan 1970, S. 202–204.

Stephen Mitchell: *The Enlightened Heart: An Anthology of Sacred Poetry*. New York: Harper Perennial 1989, S. 104.

Daniel C. Matt: *Das Herz der Kabbala. Jüdische Mystik aus zwei Jahrtausenden.* O.W. Barth 1996, S. 116.

Der bewusste Körper

D.C. Lau: *Confucius. The Analects.* Übersetzt von Lun Yu. London: Penguin 1979, S. 76.

Lao-tzu: *Tao te Ching.* A new English Version, with Foreword and Notes, by Stephen Mitchell. New York: HarperCollins 1988, S. 45.

Laotse: *Tao Te King.* Eine zeitgemäße Version für westliche Leser. Mit Vorwort und Kommentar von Stephen Mitchell. München: Arkana 2003.

Antonio de Nicholas: *St. John of the Cross. Alchemist of the Soul.* New York: Paragon House 1989, S. 52.

Rudolf von Laban: *Ein Leben für den Tanz.* Herausgegeben und kommentiert von Claude Perrottet. Bern; Stuttgart: Haupt 1989, S. 115; S. 117; S. 120.

Ajit Mookerjee: *Kundalini. Die Erweckung der inneren Energie.* Bern: Origo 1984, S. 71.

Daniel Matt: *The Essential Kabbalah. The Heart of Jewish Mysticism.* San Francisco: HarperSanFrancisco 1996, S. 163.